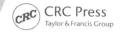

CRC Press
Taylor & Francis Group

精益管理界诺贝尔奖 ——“新乡奖”获奖作品

美系精益医疗
之外科案例

［美］查理·普罗兹曼　　［美］乔治·梅泽尔　　［美］乔伊斯·克尔察尔　著　｜　任晖　译
Charles Protzman　　George Mayzell, MD　　Joyce Kerpchar　　　　　　陈莉

LEVERAGING LEAN IN SURGICAL SERVICES

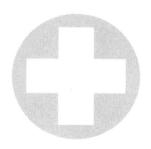

人民东方出版传媒
People's Oriental Publishing & Media
东方出版社
The Oriental Press

Leveraging Lean in Surgical Services / by Charles Protzman；George Mayzell, MD；Joyce Kerpchar / ISBN：978-1-4822-3449-7

著作权合同登记号　图字：01-2019-2230 号

图书在版编目（CIP）数据

美系精益医疗之外科案例／（美）查理·普罗兹曼，（美）乔治·梅泽尔，（美）乔伊斯·克尔察尔 著；任晖，陈莉 译. —北京：东方出版社，2019.9
（精益医疗）

书名原文：Leveraging Lean in Surgical Services

ISBN 978-7-5207-1161-6

Ⅰ.①美…　Ⅱ.①查…　②乔…　③乔…　④任…　⑤陈…　Ⅲ.①外科—门诊—医药卫生管理—案例—美国　Ⅳ.①R197.323.2

中国版本图书馆 CIP 数据核字（2019）第 180201 号

美系精益医疗之外科案例

- -
作　者：［美］查理·普罗兹曼 Charles Protzman　　［美］乔治·梅泽尔 George Mayzell, MD
　　　　　［美］乔伊斯·克尔察尔 Joyce Kerpchar
译　者：任　晖　陈　莉
责任编辑：崔雁行　高琛情
出　版：东方出版社
发　行：人民东方出版传媒有限公司
地　址：北京市朝阳区西坝河北里 51 号
邮　编：100028
印　刷：北京文昌阁彩色印刷有限责任公司
版　次：2019 年 11 月第 1 版
印　次：2019 年 11 月第 1 次印刷
开　本：880 毫米×1230 毫米　1/32
印　张：4.875
字　数：100 千字
书　号：ISBN 978-7-5207-1161-6
定　价：88.00 元
发行电话：(010) 85924663　85924644　85924641
- -
版权所有，违者必究
如有印装质量问题，我社负责调换，请拨打电话：(010) 85924602　85924603

目　录

推荐序一

2001 年，受学校任命组建清华大学工业工程系，学校邀请美国工程院院士萨文迪教授担任首届系主任，我跟他共事十年。萨文迪教授提及他的博士指导小组成员之一是与泰勒同时代的美国工业工程学科的奠基人吉尔布雷斯夫人。起源于美国的工业工程被称为培养效率专家的学科，工业工程学科也是美国福特汽车公司大规模生产方式的理论源泉。2008 年，"精益"一词的发明人詹姆斯·P. 沃麦克到清华访问并做演讲，谈及精益生产起源于日本丰田汽车公司的现场实践，在丰田被称为"丰田生产方式"。"丰田生产方式"的发明人丰田公司的工业工程师、副总裁大野耐一先生在他所著的《丰田生产方式》一书中写道："不妨说'丰田生产方式'就是丰田式工业工程。因此不论是大规模生产方式（福特生产方式），还是精益生产（丰田生产方式），实际上都是以工业工程理论为基础，有效组织和管理汽车制造厂的最佳应用实践。"

"丰田生产方式"在 20 世纪 70 年代引起全球关注，原因就是人们发现，在石油危机后经济低速增长的环境下，丰田汽车公司的业绩亮眼，具有更强的抗萧条能力。1985 年，美国麻省理工大学用了五年时间，深入丰田汽车公司进行研究，并同时对 90 多家汽车厂进行对比分析，于 1992 年由沃麦克领衔撰写了《改变世界的机器》一书，书中首次将"丰田生产方式"定名为"精益生产"。四年之后，续篇《精益思想》出版，进一步从理论高度归纳了精益生产中所包含的新的管理思维，并将精益生产扩大到制造业以外的所有领域，尤其是服务业。精益生产方法外延到企业活动的各个方面，不再局限于生产领域，从而促使管理人员重新思考企业流程，消灭浪费，创造价值。

精益思想最成功的应用领域是制造业，今天，几乎没有大中型制造企业是不运用精益思想或者实施精益生产的，精益生产已被证明对制造企业竞争力提升发挥了重要作用。进入二十世纪，面对医疗成本的日益增长，精益思想越来越成为很多国家提升医疗效率和质量、降低医疗成本的选择，越来越多的医院运用精益思想改进他们的医疗运营。中国正处在深化医改的时代背景下，精益医疗会对中国医疗服务改革以及建立现代医院管理制度提供有益的新思路。

本次出版的一套六本书都是有关精益医疗的，曾荣获"精益管理界"的诺贝尔奖：新乡奖。第一本《美系精益医疗大全》全面介绍精益医疗概念，系列中的其他五本则分别关注医疗的一个特定领域，介绍在这些领域中如何通过实施精益，取得重要的流程和质量改善。书中有大量精益医疗的实践描述，以及案例研究和经验教训。本套书既详细介绍了精益理念、精益工具和精益方法论，也针对不同的医疗实践领域介绍了多样化的精益改善活动，示范如何运用精益的工具和理念实现对医疗流程和质量的持续改善。同时，也为读者提供了一个可以复制或者修改后运用在自己组织机构中的实践范本。

精益思想充满活力和生命力，精益医疗、精益服务、精益开发、精益创业等新的应用领域层出不穷。这套书体现了精益思想在医疗行业的最新理论方法和最佳实践，对医疗管理的实践者和研究者都是十分有价值的。我郑重地推荐给读者。

郑力，2019 年 9 月于清华园

推荐序二

　　首先，本书三位作者的合理组合，奠定了为读者提供丰富精神食粮的基本前提。查理·普罗兹曼是一位有 20 多年的从业经验的精益管理专家，并在职业生涯后期致力于精益管理在医院中的应用转化；乔治·梅泽尔既是一位出色的医疗专家，也是多项先进医疗管理工作的推进者，在工作中逐步融合了精益管理思维和方法，是精益医疗的实践者和倡导者；乔伊斯·克尔察尔是一位高级医疗管理专家，在 20 多年医疗管理经验的基础上，开展了多年的精益和六西格玛管理的顾问工作。三位作者从各自不同角度为本套书提供了丰富的素材，无论翻阅到哪一章节，读者都能够感受到理论与实践相结合的实用气息。这部著作巧妙地将精益管理从最早的丰田汽车生产管理模式逐步延伸到在美国制造企业的普遍应用，并进一步转移和融入到医院管理的各种情境当中，不仅探索了精益管理国际化的现实成功案例，且比较巧妙地实证了跨行业（从制造业到医疗行业）实施精益管理的可行性和现实性。

　　本套书的结构安排十分值得玩味。书中主要是从精益概述和精益方法工具两方面做了安排，并没有直接或重点切入精益医疗这个主题，而是在系统阐述精益管理故事的过程中，技巧性地对精益医院管理内容做了融入性安排，产生了潜移默化的效果。深入阅读后可以发现，第一本书《美系精益医疗大全》

中第一部分不仅对精益概念和精益历史做了介绍，更有价值的是做了两方面延伸内容的分析，一是对批量生产与精益生产在思维方式、价值流动特点方面做了对比；二是探讨了精益生产方式是否可以被应用到医院管理这个核心问题上，在从不同视角运用多个示例进行分析的基础上，给出了合理结论：结论一，某种意义上，医院和制造业大致相同，需要通过均衡化、一个流或者更小批量的方式，为患者提供更高效的医疗服务；结论二，虽然仍然面临一些挑战，但是精益管理适用于医疗管理环境，医疗管理应该朝着准时化、均衡化、自働化等精益的方向来构建高水平的医疗服务体系，并应持之以恒地通过改善消除各种浪费，以向社会和患者（客户）提供更满意的服务。

本套书有一个明显超越很多精益生产或精益管理作品之处，就是重点强调了精益与变革管理的关系，本质上揭示了世界范围内众多企业和医院实施精益管理成功与失败的根本原因——精益从根本上是组织变革，既要解决事的问题，也要解决人的问题，而且人与事要有机结合。原因在于：精益的实现必然与组织变革伴生，需要通过组织和制度变革产生精益推动力和保障力，进而使组织和制度系统不断从精益能力创建过程中获得变革的导向和动力。因此，我本人十分认同作者的观点，即精益的成功不仅需要组织中成员的执行力和改善力，尤为重要的是组织成员应当优先从管理层获得决策力、战略定力和精益领导力。

书中的精益基础部分，设计了实现精益的 BASICS 方法论。该方法论在某种意义是整合了 ECRS、PDCA、DMAIC 等经典的工业工程理论和方法的结果，形成了一个比较有一般借鉴意义的实施模型，并按照B、A、S、I、C、S的顺序递进完成了后续内容，比较系统地呈现了作者们对精益管理实现过程的内心思考和演绎逻辑。书中除了集中对精益方法和精益工具做了大量阐述，还用了较大篇幅并借助精益在医疗系统中的应用实例，深入探索人与精益的复杂关系问题，包括对高级管理者、部门经理、业务主管，乃至一般员工与精益实现的相互影响关系的分析。这部分内容与前面提及的变革管理遥相呼应，反映了社会学、心理学、行为学等与精益方法、工具使用的内在关系，突显出作者在精益实践中识别问题的深度。个人认为，这部分内容恰恰是本套书的与众不同之处，也是本套书所呈现出来的更具价值的内容。总体而言，本套书内容不仅为企业和医院管理者推行精益管理提供了极具价值的经验、建议和方法指导，也为这些管理者提出了善意警示：再好的理念和方法都需要落实到人的行为改进和组织变革中，并固化到组织文化中。

我国的医院管理与美国、日本和西欧发达国家，都存在显著不同，客观讲，我国的医疗效率是比较高的，但是我国医院，尤其是公立医院的资源浪费是巨大的。我国当前的主流医疗管理仍然是专家型管理模式。这种模式不断强调技术、设备的先进性，却难以使技术和设备应有的效能得到有效发挥，因此难以解决社会（人民群众）对高质量和高效率医疗服务需求与医疗服务供给能力不足之间的突出矛盾问题，这种矛盾问题在中心城市医院显得尤为突出。毋庸置疑，很多医院试图通过增加医护工作者负担的方式来解决问题，这不仅造成医护工作者工作负荷过大、心理压力过大和离职率高等现实问题，而且难以有效消除不断激化的医患矛盾。医院更应该通过建立精益管理的系统性理念，运用有效消除医疗资源浪费的科学工作方法，优化医疗服务的流程和体系，建立起富有价值创新导向的内生机制来解决问题。显然，医疗管理部门和医院高层管理者有责任探索更加科学的方式和方法来化解这些矛盾问题，社会相关组织和服务机构也有义务推动医院开展精益管理创新活动。排除人口和文化特性的差异，书中阐述的一般性精益理念和方法，对我国的医院推行精益管理确实有很好的借鉴意义。如果细细品味，很多实例已经直接或间接地为医疗管理当局和医院管理者提供了打开精益之门的钥匙。如同制造业实施先进制造管理模式变革一样，精益管理也是医院转型升级的必由之路，改进质量、提高效率并活化人的价值，是精益的本质属性。精益医疗管理已经在我国的部分地区率先取得了良好示范性成果，比如天津泰达心血管医院、台州（恩泽）医院、广东省中医院等，而且精益医疗正在长三角、珠三角地区悄然兴起。可以预期，精益医疗将很快会在中华大地得到广泛普及。

我们在学习、应用和推广精益医疗管理方式的过程中，无论是医院管理者，还是精益管理咨询专家，在汲取本套书中丰富营养的同时，建议大家还要注重基础精益方法和工具以外的一些重要内容，比如我们的国情和地域文化差异、精益变革或改善的基点、精益方法背后的基础理论和方法，也包含日益兴起的信息技术和智能技术对精益的作用等。很重要的是，在我国推行精益医院管理或精益医疗管理，需要结合自身情况构建与之相适应的方法论，而且这一方法论本身也应该是权变的，因为任何两家医院都是不完全相同的。

很荣幸受邀为本套书做序，在阅读和学习本套书的内容时，书中的一些观点、策略、方法与我本人的思想不断产生碰撞和交融，使我对东西方组织精益管理的异同有了更深刻的理解，对思考和解决我国企业和医院中的问题提供了一些启示，受益颇多。

受知识、阅历和能力的限制，本人很难将本套书的优点、亮点一一列举和准确表达出来，所提出的一些观点未必准确，不足之处，敬请谅解。希望借此机会与关注和推进精益管理的诸君共勉！

工业工程与精益管理专家

天津大学教授刘洪伟

推荐序三

随着医改的进一步推进，医院管理面临前所未有的挑战。药品零加成、耗材零加成、按病种付费，以及三级公立医院绩效考核体系的建立，无一不意味着新挑战与新机遇。患者来到医院既有医疗需求，也有服务需求，医疗安全质量需要不断提高，科室建设与人才培养面临压力，医院运营效率也需要提高，到处都有问题需要解决。如何系统性地解决医院管理过程中出现的各种问题，并构建一套行之有效的管理体系，从而增强医院的竞争力，是亟待解决的问题。

精益管理思想，正是一套系统性的管理方法，帮助医院不断消除工作中的各种浪费，解决实际问题。我们看到患者排队等待时间减少，非计划拔管率下降，配药内差减少，出院流程加快，急临医嘱准时，手术室利用效率提升，内镜中心与B超效率提升，药库周转天数下降等等。在解决一个个具体问题的过程中，精益实践者对于工作的理解加深，解决了具体问题，更重要的是掌握了科学解决问题的能力，逐渐形成持续改善的文化。

精益虽然起源于日本丰田汽车，但是精益在医疗行业的大部分先行者都来自美国。美国医疗行业也面临着极大的挑战（譬如高额的医疗成本），有一些医院开始在困境中寻求破局之路。很多医院也选择了精益，例如美国西雅图市的弗吉尼亚梅森医院是个典型样板，一个体现了美国医疗行业诸多弊端的样板，这些弊端在当今的美国医疗界依然存在，而且屡见不鲜。"梅森医院在艰难的情况下选择了精益，经过十多年的努力，历经磨难，实现凤凰涅槃，成为医疗行业的标杆。"（《医改传奇——从经典到精益》，人民军医出版社，2014）"位于威斯康星州的泰德康医疗中心也同样在一把手的带领下，从 2005 年开始通过系统性地实施精益医疗，在 5 年时间里，实现了医疗质量提高，患者满意度提高，同时利润上升的瞩目成绩。"（《精益医疗》，机械工业出版社）精益医疗也逐渐在美国医疗系统被广泛接受，包括麻省总院、约翰·霍普金斯、哈佛附属妇女儿童医院、梅奥诊所、密歇根大学医院等顶级医院也开始通过实施精益来提高医疗质量安全、提高运营效率以及提高患者满意度。

精益医疗在中国的实践才刚起步不久，最早是 GE 医疗开始在医院开展六西格玛绿带和黑带的培训、认证，在局部开展六西格玛的改善项目。但是局部的改善很难见到系统性的成效。2012 年开始，在美国 UL 公司（Underwriter Laboratories Inc.）、精益企业中国（Lean Enterprise China，LEC）等咨询和研究机构的带领下，有一些大型的公立三甲医院开始系统性地实施精益变革。如浙江省台州医院，在"新乡奖"卓越运营模型的基础上，从愿景使命价值观开始，通过战略展开体系和 A3 问题解决，建立了结合自身实际的精益管理系统。经过十几年坚持不懈的努力，浙江省台州医院成功实现了精益转型，并在 2019 年获得中国质量协会的"全国质量奖"，成为医疗行业第一家获此殊荣的组织，成为中国医院卓越运营的典范。其他例如，广东省中医院、南方医科大学深圳医院、宝安中医院（集团）、广州中医药大学深圳医院、东莞市儿童医院等也结合自身实际在坚持着精益实践。精益医疗的星星之火已经开始燎原，精益企业中国的精益医疗绿带培训项目已经开展了 9 期培训，在几十家医院培养了超过 300 名经过精益医疗绿带课程培训和认证的医护人员，成为精益医疗的先行者。从诸多医院的实践中，我们可以看到，精益医疗不只是可能，而是必然。

虽然早些年已经有介绍精益医疗的书籍在国内翻译出版，包括前面提到的《医改传奇》《精益医疗》等。但是这套书更为系统地介绍了精益的起源，并结合医院的实际案例介绍了在医院实施精益问题解决的 BASICS 模型：基线—评估—建议方案—实施—检查—维持。这个模型基于我们耳熟能详的 PDSA 循环，实质上是科学的逻辑基础。本套书给我们在医院实施精益变革提供了一个逻辑框架，同时以翔实的案例和通俗的解释介绍了实施精益变革过程中可能会用到的各种精益工具。本套书获得了 2013 年新乡大奖。本书作者查理先生有在医院实践精益的丰富经验（译者任晖先生也来自丰田，具有丰富的精益实践经验），将这些来自生产领域的工具"翻译"成为医护人员更容易理解和接受的语言。

实践和研究都一致表明，仅在局部实施精益或者改善，不仅不能实现系统改善，也不能很好地维持。在医院实施精益是艰难的组织变革，需要系统的变革管理和专业咨询顾问的支持，更需要一把手的亲自参与以及其他机关部门的支持，最终实现组织文化的转变，建立一个持续改进的组织。正如书中提到的：精益是要致力于建设精益文化，而不仅是精益工具的应用。

　　我很希望看到更多的医院加入到精益实践中来，共同在艰难的环境下摸索出一条适合我们中国实际情况的精益医疗实践之路，为健康中国添砖加瓦。

精益企业中国（LEC）

精益医疗总监罗伟

译者序

　　本套著作覆盖了丰富的精益医疗理论和实践案例，通过精益文化变革，让医疗流动起来，传递以人为本，让患者和医者快乐的理念。期待此套著作能够帮助中国医院建立以人为本、赋能传承的医院精益管理系统——鼓励医护员工敢于暴露问题，持续参加精益改善。

　　我曾经是传统的精益实践者，长期专注于丰田模式的实践，在精益方法论的实施与创新中摸索出"适合丰田体系外的精益套路——培育精益领导力"。几年前，我转型为非传统服务业的精益实践者。为此，我对中国医院现状和实施精益医疗的必要性，略谈个人感悟。

　　我曾经陪同年迈的母亲去某代谢病门诊挂号、诊断、取药，足足花费了 3 个小时，当时我在内心揣摩：除了运用精益简化门诊流程，如果均衡化安排患者预约门诊时间，减小患者批量，可以缩短门诊等待时间。还有一次，父亲住院两周后，出院前一天，做一个核磁检查，在放射科等待了近 2.5 小时，事后住院部护士长神秘地告诉我："这是凭借个人关系找到放射科，给您的父亲插队，您应该知足吧？"我一脸苦笑。如果实施住院部模型，关注患者的价值，提前计划患者的出院时间和每日医疗活动，打破部门之间的壁垒，建立住院部与辅助服务部门（例如放射科）的信息流，创造单例患者流，实施这个住院部模型，患者一定会快乐吧!

当前,中国一些医院开始尝试导入精益,大多数医院从 5S 和 QCC 品管圈入手,做一些点改善项目,我们称之为碎片化应用精益工具,没有建立长远精益战略和规划、没有建立领导力的管理职责和绩效牵引的机制,用以打造循序渐进的全员参与的精益推进体制和培育精益人才的精益系统,难以维持和巩固。由此,这些点改善项目经常是不了了之,没有与医院中长期的绩效发展和人才培育的目标,建立链接和长效机制。

2019 年初《国务院办公厅关于加强三级公立医院绩效考核工作的意见》的总体要求中提出的基本原则是:三级公立医院坚持公益性导向,提高医疗服务效率。以满足人民群众健康需求为出发点和立足点,服务深化医药卫生体制改革全局。三级公立医院绩效考核指标体系由医疗质量、运营效率、持续发展、满意度评价等 4 个方面的指标构成。

以上内容让我陷入深深的思索中,中国正面临医疗组织改革和体制多元化,伴随着保险公司和各级政府不断削减成本,医院实施精益的决定最终将不再是一种选择,而是医院生存和提升竞争优势的必要条件。医院必须能够在尽可能少的空间,以最少的库存、最少的员工和最少的错误,提供尽可能好和多的服务。大型三甲医院生存的唯一途径是实施精益、降低成本,让中国国民看得起病。医者仁心,善莫大焉。医者精益,善莫大焉。

精益源于制造业,我根据丰田 TPS 系统和丹纳赫 DBS 系统,勾勒出精益组织的精益模型和理想状态,其同样适用于医院:

1. 建立组织的精益文化:精益需要领导每日带领员工进行

PDCA 改善，消除不需要、不合理、不均衡。精益文化关注"尊重与持续改善"。丰田 TBP 问题解决的十个意识是指导员工解决问题的思维和行为的准则！这十个意识包括客户至上，经常自问自答"为了什么"，可视化，根据现场、现物、现实进行管理决定等。

2. 建立组织的选人、用人、育人、留人的人事体制，彻底落实"以人为本""造车先育人"的尊重文化。薪酬福利、培训晋升、业绩考核的人事制度——提高员工凝聚力和敬业度，建立公开、公平、公正的绩效管理环境，用以引导持续改善。

3. 建立全员每日维持和改善的体制：每日运用目视化精益工具暴露问题，运用 A3 方法解决问题、维持和改善 QCD 绩效，培养精益人才。

目视化包括：质量确认台；变化点管理板；晨会和分层审核报告；方针管理重点工作、开展目视化；多能工目视化；物料流动和齐套配送等。

4. 为了实现方针管理的绩效目标和精益人才培养，建立突破性改善团队问题解决的机制和年度重点项目报告机制：例如 War Room、VSM 改善追踪和定期评审等。

精益模型只是一种理论模型，那么，如何在医院落地精益管理呢？

首先，什么是精益医疗的价值呢？从身体上或者情感上改变患者至更好的状态，患者愿意为感知到的增值活动买单；以患者为本的人文关怀，医生及时给患者看病，护士对患者耐心、服务周到、专业。

在医院建立精益系统，50% 是实施精益工具。这是精益的科学管理部分。在医院实施价值流、产品加工流、全面作业分析、换型等精益工具识别浪费时，需要测量大量的数据。许多医院拥有大量的数据，但必须将它们整合到一个数据库中，并且需要清晰定义"数据收集触点"。然后，运用四大原则——消除、重新安排、简化和合并，提升增值比例。建议医院部署精益时，运用适合医院 PDCA、DMAIC、BASICS 的系统问题解决模型，实施由批量到精益的转型，并结合点改善和自下而上的个人改善提案，创新可持续的精益实施系统。

精益医疗的精髓在于根据患者的流动和平准化安排工作负荷。倘若医生每日查房时采用批量处理，支撑服务部门会产生多米诺效应。在短时间内，成批的医嘱被发送到支撑服务部门，例如化验室、药房、放射科。由于需求的波动，系统承受瞬时的巨大工作负荷压力，医护员工感到非常沮丧。通过改善，均衡查房时间和消除批量处理，缩短医疗服务时间和患者等待时间，患者快乐；员工工作负荷均衡化，医者快乐。

在医院建立精益系统时，另外的 50% 是"人员"的文化变革管理。首先，精益文化变革是医院一把手工程。变革管理之前，医院应该向医护员工传达精益变革的迫切性和对员工有什么好处，促成员工认可精益。在变革管理之中，职责和数据始终是贯穿的一条红线，领导者垂范 Gemba Walk（走动管理）和教练员工，制定长期精益路线图和目标，先期投入资源，为员工提供改善时间，调动员工参与改善的积极性，建立每日精益推进体制（例如精益套路、管理白板会、分层审核和 A3 等），使得一线主管从维持工作发展为改善和育人的精益管理者。在变革管理的维持阶段，循序渐进地建立医院的精益文化，包括坚持更新标准作业和建立改善提案奖励系统，不奖励应急解决问题的救火英雄，培训员工的精益能力，完善培训、职级晋升通道，以及绩效评价、薪酬分配，引导员工的持续改善行为。此外，在医院内创造公正和免责的精益文化氛围，当问题发生时，医护员工能够立即勇于承认错误，把问题暴露出来，及时调查管理系统的根本原因并采取对策，这是真正的、了不起的精益文化转型。精益是一把手参与并建立核心价值观，精益是领导者每天教练员工实施 PDCA 改善。

中国面临人口老龄化，伴随着"全面大健康"政策的落地，医院和养老机构实施精益转型是趋势使然。精益实践者有责任回到精益的原点，让患者和医者快乐。如果能够助推把精益管理引入中国医院，创新医院以人为本、培育精益人才的核心理念，将是我们莫大的荣幸。

陈莉老师负责翻译了《美系精益医疗大全》第十三、十四章，《美系精益医疗之外科案例》全书，《美系精益医疗之支撑服务案例》第一、二章，以及本套书的图表翻译。我参与了整体的翻译工作，并统校全套著作。感谢查理先生在大洋彼岸，对每个英文缩写的出处和词汇难点，给予及时和专业的回复。

因时间和能力所限，译稿难免存在疏漏，有未能将原书语言字字珠玑地译为中文的地方，实属遗憾。我想写书、翻译都是一种治学和精进之道，欢迎精益医疗的同人，帮助我们持续改善，并成为我们的老师。

任晖，2019 年 8 月于天津

前 言

　　本套书旨在为医疗高级管理者、领导者、经理、流程优化团队成员和具有求知欲的一线员工提供参考指南，他们期待实施并借助精益将企业转型为高质量患者医疗业务的系统，这里每一个字都很关键。精益是对流程的一种不同的思考方式。高质量地治疗病人对于医疗服务无比重要。我们不鼓励工作更快或更加紧张，因为"匆忙造成浪费"，就是说匆忙时我们就会犯错误。"业务"是指将精益应用于可看作一个流程的任何环节，包括患者护理、信息系统或业务系统（会计、计费、市场等）的所有部分。为了减少整个系统的运行时间，所有业务流程的各个环节都应该流动起来。交付指的是将您的产品或服务交付给客户。交付的重点是能给客户增添何种价值。系统意味着我们试图改善的每一个流程都与其他流程链接或与其他流程集成。在大多数情况下，医疗是通过一个被集成的交付网络或系统实现的。改变一个流程，而不影响其他几个流程，是十分困难的。当您把所有这些放在一起时，对任何组织来说都面临着非常大的文化变革。文化变革意味着，如果您切实运用这些精益概念和工具，您就会成为世界级的领导者。如果您已经开始或正在考虑波德里奇或新乡奖，运用精益六西格玛会积极影响几乎所有的奖项评价标准。波德里奇和精益是无止境的，是持续不断的迭代式改善。

　　第一本书《美系精益医疗大全》按照章节划分。由于这些章节大多数都是独立设计，因此您会在书中发现一些重复，包括一些重复的概念，甚至一些经验教训之间的相似性，因为我们觉得这样的重复对读者是重要的。第一本书分为两个部分：

　　第一部分，第一章至第四章，包括定义精益是什么，以及发展到今天日臻完善的精益旅程中独特的历史故事。我们还想诠释丰田生产系统（Toyota Production System，TPS）与科学管理之间的联系，以及弗兰克、莉莲·吉尔布雷思和弗雷德里克·泰勒之间的联系。也有一个鲜为人知的组织称为民间联络小组（Civil Communication Section，CCS），它是由弗兰克·波尔金霍恩、荷马·萨拉索恩和我的祖父查理·普罗茨曼组成的。

　　我们阅读了超过 300 本这些人写的关于精益、六西格玛和全面质量管理的书籍，其中许多书籍来自生产力出版社。我们感谢诺曼·博德克，他是该领域的先驱。本套书主要关注精益。我们的经验是，大部分精益医疗生产力改善，都起步于实施精益。我们建议首先使用精益概念和工具来优化流程和消除浪费，然后应用六西格玛工具来减少流程中的波动。由于前四章更多地关注精益的介绍和历史，因而涉及许多制造的实例。

　　第二部分，从第五章开始，描述每一个精益工具和概念及如何应用它们。它们根据常规的使用顺序和层次上的优先次序加以组织，但应该注意的是并非所有的工具都被使用。我们针对手头的问题选用合适的工具。我们把工具放在一个被称为 BA-SICS 的版式里。许多组织已经对自己的精益问题解决模型进行了标准化，而一些组织已经对六西格玛的 DMAIC（设计、测量、分析、实现、控制）模型或 PDCA 进行了标准化。精益工具可以被整合到 DMAIC 或任何其他模型；然而，精益工具倾向于在 DMAIC 模型内跨越类别地运用。不管您运用什么样的模型都不重要，只要每个人都明白他们在实施精益六西格玛改善时所运用的"工具"就可以了。

本套书的其他五本——《美系精益医疗之化验室案例》《美系精益医疗之急诊部案例》《美系精益医疗之门诊部案例》《美系精益医疗之外科案例》《美系精益医疗之支撑服务案例》，详细介绍了如何在各种医疗流程中实施精益。我们花了很多年研究，在小型、中型、大型医疗系统和组织中实施精益，我们发现分享经验教训是非常有价值的。每本书的开始部分从传统的观点出发，描述每个区域通常的运营情况，并描述典型问题。然后，我们通过各种精益实施方案，展示了我们如何使用价值流和其他精益工具。我们引入可落地的蓝图，因此结果可以被复制或修改，以用于其他机构。每本书还囊括了实例、故事、案例、结果和经验教训。

本套书提倡基于可测量结果的理念哲学，清晰测量在质量和效率上的改善结果。我们要指出的是衡量投资回报（Return on Investment，ROI），面临着有形和无形的挑战。

精益不仅仅是运作层面的行动。如果实施得当，精益理念将驱动组织内各个环节和区域的改善。本套书没有覆盖实现精益业务交付系统的全部知识、技术，但我们力求覆盖大多数业务流程都相通的最基本的知识，鼓励读者通过阅读与这个主题相关的许多其他佳作，并与寻求建立精益组织的人士互动，以获得更多的知识。在书中，我们会提及额外的参考书。

如何应用精益文化将在书中予以讨论，包括实施持续改善和科学管理原则，使人们基于对数据与主观意见的比较，做出管理决策。书中的工具和实施技巧旨在帮您避免习惯性思维，让您看到基于谁和最终会给客户带来什么样的增值并做决策。

本套书强调精益六西格玛之旅的重要性。倡导追求永无止境的持续改善，因为总会有更多的浪费被发现，需要被消除。

读者在每一次成功后都会感到兴奋，还会从每一次失败、挫折中吸取教训。您会在追求精益的过程中找到快乐，因为您和您的组织能够完成的事情是无穷尽的。祝您精益之旅顺利！

千里之行，始于足下！

查理·普罗兹曼 III，MBA，CPM，
乔治·梅泽尔，MD，MBA，FACP，
乔伊斯·克尔察尔，PA-C

作　者

查理·普罗兹曼 III，MBA，CPM

1997 年 11 月，查理·普罗兹曼组建了业务改善集团，LLC（B.I.G）。B.I.G 位于 MD 巴尔的摩，致力于实施精益思想和精益业务交付系统（LBDS）。

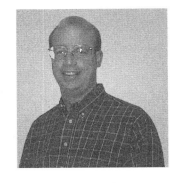

查理有 26 年以上物料和运营管理经验。他在联合信号（现称霍尼韦尔）工作了 13 年，在那里他曾任航空航天战略运营经理，是第一位联合信号的精益大师。他获得了许多特别的表彰和降低成本的奖项。在联合信号工作时，查理是 DBED 的马里兰联盟的外部顾问。他为世界级标准文件给予了输入建议，并协助前三个初始的 DBED 世界级公司评估。查理在全世界传授学生关于精益原则和全面质量管理。

查理在过去 16 年里一直在美国实施成功的精益生产线转型、改善活动、管理业务系统改善（业务部门精益）。除了制造业，他还专注于医院/医疗的精益实施。

查理拥有马里兰州洛约拉大学的文学学士和工商管理硕士学位。他目前是 SME、SAE、IIE 和心理类型协会的成员。他是一名有特许认证资质的 MBTI 教练。他是 APICs、AME 冠军俱乐部和 NAPM 组织的前任成员。

乔治·梅泽尔，MD，MBA，FACP

乔治·梅泽尔博士是一个董事
会认证的内科医生和老年病医生，
具有超过 10 年的患者护理经验和
超过 15 年的行政卫生行业经验。

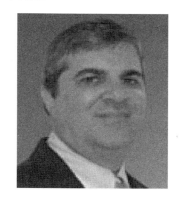

从 2008 年 12 月开始，梅泽尔
博士在麦瑟迪斯特·勒·邦霍尔医
疗中心担任高级副总裁和首席患者
护理主任。麦瑟迪斯特位于 TN 孟
菲斯，由七家医院系统构成，拥有
超过 1600 张被认证的病床。他负责患者护理操作和监管制度的
准备就绪。此前，他曾担任麦瑟迪斯特德国小镇医院的首席医
疗运营官（CMO）。

除了曾任佛罗里达大学的指导教师外，梅泽尔博士还在佛
罗里达州的蓝十字蓝盾公司工作，他直接参与了医疗管理活动，
包括疾病管理、利用率审查、申诉和不满、病历管理、药房效
益、支付绩效和医疗风险。

乔伊斯·克尔察尔，PA-C

乔伊斯·克尔察尔拥有超过 28 年的医疗行业经验，目前担
任奥兰多佛罗里达医院外科发展研究所的主任，该医院是基督
复临会卫生系统的一部分，是一家急性护理的三级医院，一年
治疗超过 1500 万名患者。她于 2001 年加入佛罗里达医院，从事

精益高级顾问超过 5 年，范围跨越
八个院区的各种临床部门，她具有
六西格玛黑带，是一名被认证的
MBTI 教练。

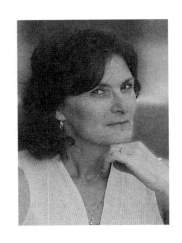

她的职业生涯起步于担任心血
管、胸外科和（大部分时间）医
疗护理科的委员会认证助理医师。
在加入佛罗里达医院之前，她在医
疗相关行业中担任过各种行政职
务，其中包括管理医疗和与保诚医
疗签署服务和同。保诚医疗在佛罗里达州中部九个县服务了 20
万名会员，与阿维欧集团产品管理签署服务合同。阿维欧公司
向医疗机构提供信息技术支持，为科技初创公司进入商业和市
场提供战略咨询。

克尔察尔女士热衷于在医疗流程中实施精益、消除浪费、
减少错误、提高整体质量水平、降低医疗成本。

外科手术服务

这个章节背后的首要目标是杜绝实施精益过程中的借口，例如"我们不一样"，"在我们部门行不通"，或者"临床实践是无法预测的"。精益可以而且几乎在医院的每个领域都实践过。本书的案例研究，展示了在过去几年中，我们已经实施过的部分典型案例。此外还有很多案例，不仅包括医院和诊所的，也有兽医、医疗建筑设计，以及私人诊所等。我们希望，案例研究可以给各位读者提供一个实施精益的思路，理解这种"可能性"，提供给您启动精益之旅的一个切入点。我们希望，您可以看到精益的价值，把范围扩展到那些尚未实施精益的区域，并且在未来超越我们提供的解决方案。在过去实施精益的这些年里，我们明白了一件事，"总会有更好的方法，我们只要继续努力去发现它"。我们希望医院继续分享他们的持续改善成功的案例，这将加速知识的转移，建立持续学习型组织。

案例研究的目的是展示工具如何被成功地运用在不同的医院的。这并不意味着，这是最好的或者唯一运用精益的方法，但是可以展示出别人是如何消除浪费的，可以获得他们的经验教训。案例研究的时间长短各异，外科手术和急诊案例的时间比较长，因为在医院里，他们的流程比较复杂，不像胃肠门诊手术的简单流程，我们能够在 1.5 小时内完成并应用所有精益工具！请注意，这些案例研究指的是已经实施了的，而不是传统的五天的点改善活动方法。本书简单地以下边的方式呈现，让每位读者都能看到传统的流程、流程中的问题，以及运用了"什么"精益工具和"如何"运用这些工具。

精益和六西格玛有一个非常全面的工具箱，当与精益文化相结合的时候，可以建立一个我们希望的强大的管理系统，我们会在接下来的内容里，与您分享。

外科手术服务：概述

由于外科手术服务是一个非常大的价值流图，我们会用很多篇幅来介绍。为了便于读者理解，我们将章节分成概述部分和详述部分，概述部分包括经验教训和精益解决方案，详述部分详细探讨"如何实施"以及算法。应该指出的是，所有我们讨论的精益解决方案都是已经成功实施并保持的，但对每个医院来说可能并不都是最佳的解决方案，因为各家医院的情况不同。这里分享的案例为读者提供一个如何成功运用精益的思路。

传统上，我们在大部分手术室所看到的

精益活动一般由医院的管理层出于某些原因提出。外科手术部门通常是医院收入的主要来源，但是正面临着压力。外科手术的补贴下降了，外科医生医疗事故的保险费增加了，提供有价值的医疗服务的压力越来越大。收益很高的心脏手术已经被突破性的微创技术（例如：支架）和更先进的治疗方式取代。

医疗保险和医疗补助服务中心 2006 年 10 月实施了 HCAHPS（医疗服务提供者和系统的医院消费者评估）调查，其 2008 年 3 月首次公开的报道已经促使医院更加密切地关注患者满意度这

个驱动因素。患者现在有地方可以查询医院的比较信息，这些信息可以帮助他们决定在哪里找可选的和非紧急的医疗服务。

手术室流程的全局影响——组织冲突——床位的竞争

外科和急诊部（ED）争夺医院床位的事情并不稀奇。所以，在周二、周三和周四手术高峰期的时候，住院部病房人满为患，滞留在急诊部的住院患者增加（有时被迫转院），滞留在麻醉后护理病房（PACU）的患者过多，使得有些患者被迫留在手术室套间。管理层通常采取反应式的对策，其代价是昂贵的。一般来讲，他们希望通过增加房间（包括患者房间、急诊部房间、术前房间和手术室房间等）解决问题。但增加房间是典型的"鲁莽做事、无架构行事风格"的短期行为，有时候也是短视的解决方案。增加房间可能会缓解未来六个月或一年的挑战，但如果这些房间人满了，会发生什么呢？我们以前遇到过类似的问题，现在问题更大了，因为原有流程问题的根本原因从来没有被找到和解决过。另外，这些房间通常是在有工期和预算压力的情况下增加的，而且建筑师为了让客户开心或者满足预算的限制，可能会把房间及支持服务部门放在他们觉得合适的任何地方。通常，建筑师不分析流程数据，就算分析流程了，他们也是在建筑面积上乘个系数，例如，现在的建筑面积乘以50%的预期增长率。这将增加50%以上的步行距离，使得成本比需要的高。建筑师有时候会审视操作流程，但经常会默认，员工想要的是以当前批量处理流程为基础的新布局。在涉及行政管理所需要的空间的时候，建筑公司几乎不会挑战管理者。他们的设计来自过去的经验，或是参考其他医院，而不是基于精益的理念。通常，布局都是随意安排的，没有做过任何整体流动或者能力的分析。即便考虑了流动，房间和设备也会被"挤压"到"可用"的区域，从而破坏所有类型的产品加工流，不能实现最短的步行距离。在展示的布局案例中，储物间、设备和药房被放在PACU、术前区域和手术室之间。现实中，受限于老建筑本身或者改造的成本太高（图1），最优的精益布局有时是不可实现的。

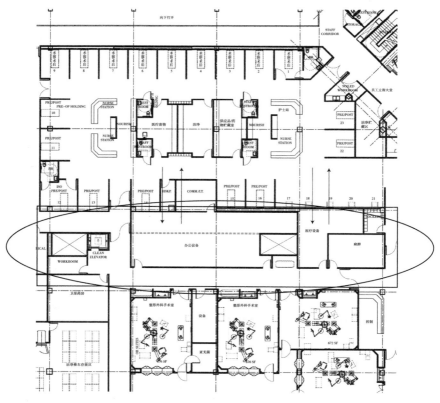

图1 手术室设计图注解:
从术前到手术室的流动过程被办公设备、储物间和医疗设备堵死了

经验教训：增加房间是非常廉价的解决方案。它在本质上是增加了多余的库存，隐藏了医院问题的根本原因。这是避重就轻的解决方案。如果改善我们的流程，缩短交付时间，我们不需要增加额外的房间（除非有一个巨大的增长计划来增加患者就诊量）。如果需要增加房间，我们首先要考虑一个理想的精益布局（没有任何限制的），然后根据现有建筑中的固有限制调整它。

医院需要在不断变化的医疗环境中保证收入流。他们需要创造一个高效的环境来留住和吸引医生，让他们把自己的患者、病历带到这里来。我们时常听到来自我们医生"客户"的抱怨，因为他们"不高兴"或者失望。我们的第一步是对外科医生、麻醉医师以及医院的员工进行调查，识别问题。例如客户之声（VOC）调查，参见表1。在很多医院，我们按照患者流对问题进行分类，总之，我们选择从客户的角度来看待这个问题。在医院这个商业模式里，患者是"最终"的客户，外科医生可以被看作外部客户。员工和管理层代表了彼此的内部客户，它们在整个流程中是相互联系的，例如术前是入院的客户，手术室是术前的客户，PACU是手术室的客户，病房是PACU的客户。必须阐明，在很多医院的模式中，外科医生带来了客户，即"患者"，"与他们一起"来到医院。不考虑急诊或者医疗许可需要外科的话，如果没有外科医生，医院几乎没有外科手术患者。外科医生会给医院带来大量收入，除了外科手术的收入外，还有患者所需的一些辅助服务，例如放射科检查和化验、康复、咨询和患者住院期间的病房服务。根据外科医生或家庭医生是否是入院医生的不同，外科医生与医院的收入分配方式会有所不同。一些外科医生宁愿只做手术，让入院医生负责接收患者入院并作为主治医生，以及"跟进"护理的部分。那么这在精益里是个有点特殊的情况，这里我们有两个主要的客户，外科医生和患者。我们必须能够既让外科医生满意，又照顾好我们的最终客户"患者"，因为患者会从术前、术中、术后全程参与我们医院的流程。基本假设是，如果我们可以让外科医生、麻醉医师、员工和行政部门满意，患者也将获得很好的医疗体验。这个问题的例外是患者正在忍受他们并不需要的手术，或者以某种方式被过度治疗。我们将我们在外科评估中发现的问题归结为以下几类：

Ⅰ. 医生（外科医生和麻醉医师）的满意度问题

a. 外科医生利用率低（例如：外科医生不得不在两台手术之间等待）

b. 患者准备的问题

c. 术前检查诊室的瓶颈和流程

d. 缺乏标准的医嘱

e. 延迟开始

f. 手术换台时间

g. 缺乏可用床位

h. 员工配置

i. 手术日程

j. 缺乏标准化

Ⅱ. 手术室手术团队（员工和管理）问题

k. 组织孤岛——集中的部门，例如：运输，床位管理

l. 反应式管理

m. 不标准的、不完整的、无正式文件的流程

n. 缺乏可测量的职责

o. 糟糕的数据可用性

p. 非集成数据系统

q. 数据有效性

让我们简要探讨一下这些问题。

1. 医生（外科医生和麻醉医师）满意度问题

我们在外科服务导入精益的时候，首先对医生和员工做了一个满意度调查。调查结果的样本参见表 1。在很多情况下，医生的抱怨是有根据的。我们发现每个工作人员每天为了让患者通过这个系统，都产生了大量的浪费，需要进行应急解决。另外，分析"外科患者价值流"的时候，价值流的定义是从入院前到手术后（Post Op）安置到床位上（现实中，患者的价值流可能是从建议做手术开始，到医院收到费用为止）。很少有对整个价值流中发生的活动有全面了解的员工。我们必须让来自各个领域的参与者都参与进来，体验"患者客户"在外科价值流中所经历的真实画面。

表 1　VOC（客户的声音）调查结果

客户的声音——VOC 仅包括"让您沮丧的事情都有什么"多项选择的调查反馈 关键的共同关注点是效率、员工资源		
外科医生团队问题	麻醉医师团队问题	手术外科团队问题

优先级排序	优先级排序	优先级排序
38 条反馈	38 条反馈	66 条反馈
1. 手术换台时间 2. 缺乏员工 3. 按时开始 4. 现有员工的培训 5. 预约时间 6. 信息不足 7. 没有为紧急手术设计手术室 8. 设备 9. 手术日程 10. 化验（lab） 11. 手术室数量 12. 手术交付时间	1. 缺乏员工 2. 手术换台时间 3. 在手术室里等待麻醉后护理病房（PACU）床位 4. 术前准备不足 5. 延误 6. 低效 7. 滞留于麻醉后护理病房（PACU） 8. 设备	1. 缺乏员工 2. 员工教育 3. 供应品不完备，或不易拿取 4. HIS 信息系统反应滞后，未实时更新数据 5. 糟糕的评估流程和奖励系统 6. 糟糕的手术日程及员工安排流程 7. 职责、协作、内科医生晚到及治疗 8. 沟通和团队建设 9. 关键操作和安全政策的管理执行

la. 外科医生利用率低——例如：外科医生不得不在两台手术之间等待。我们把外科医生利用率定义为"从外科医生进入到外科医生离开"的时间除以"开始下一例患者"的时间或者手术的总时间。我们发现，根据这个定义，外科医生的效率通常为 40% 到 50%（并且，如果第一位助理的工作已经完成了，却没有第二组医护员工在旁边准备开始下一台手术，那么外科医生所感觉到的效率更低）。

在很多医院，麻醉医师团队的可用性和手术团队的多次可用性决定了手术日程。这影响了医生的预约时间，或降低了增加手术的灵活性，并且影响了潜在的收入和外科医生的满意度。但是，除非外科医生主动参与管理改善流程，否则外科医生并不知道这些。外科医生利用率也影响了与员工安排、供应品/手术器械，以及固定资产设备相关的医院的总体预算。我们在本章讨论的很多问题，都在某种程度上影响了外科医生的利用率。在现实中，让外科医生满意的方法是提供解决方案，减少外科医生的空闲时间。很多医院尝试使用翻转室减少外科医生的空闲时间，然而这可能会有问题。它需要一个额外的团队才能运转，团队中要包括员工和麻醉医师，在"正确的"时间启动下一个房间，为外科医生即将开始的手术做好准备。如果外科医生有一个搭档、住院医生或者中层医护员工，他们在外科医生完成前一台手术（外科医生离开）前，开始下一台手术，使得麻醉医师、团队和房间的空闲时间最小化，如此，外科医生的利用率往往比较高。翻转室如果带来了更多的麻醉，或者使房间和员工有空闲时间，那么会为医院带来巨大的挑战，因为可能不得不让手术套间"空闲"一段时间（这会影响房间的利用率），直到外科医生完全完成他的前一台手术，"转"到下一台手术。这会影响麻醉医师的满意度，麻醉医师也希望优化他们的日常绩效（增加收入），这样他们就不会无所事事地等着外科医生完成之前的手术了。另外，这可能需要额外的外科团队，如果时间掌握不好，外科团队将与麻醉医师一同等待外科医生完成上一台手术，投入了更多的人力工时的成本，却没有给医院带来收入。本质上，针对什么决定了医生满意度这个问题，医生、麻醉医师、医院管理层持有两种截然相反的观点，需要统筹考虑。

　　lb. 患者准备的问题实际上可以归纳为两个主要部分：患者是否有手续所需的医疗许可，以及患者是否为手术做好了正确的准备，包括同意书、签字和手术准备。我们在一些外科部门实施精益后发现，医疗许可通常是外科医生要求的。但是，外科医生并不能真正决定患者的手术是否可以如期进行。这个决定权最终在麻醉医师处。因此，患者需要满足外科医生和麻醉医师所有的医嘱。我们发现这通常是手术当天链条上的一个"薄弱环节"。患者带着外科医生的所有医嘱来到手术室，结果发现麻醉医师需要另一项检查或者一个信息才能批准其进入手术室。最终，外科医生的时间被耽误了，但是通常他们并不知道新加的检查要求，以为术前/术前检查的流程是有缺陷的。总之，我们需要同时改善术前检查的流程和外科手术的医嘱组合。

精益解决方案

标准的医嘱

我们建议，与外科手术监督委员会（委员会应该包括来自各专业的医生代表，以及麻醉医师和管理层代表）或者包括首席麻醉医师在内的跨专业的特别委员会（如果目前没有一个委员会组织）共同开发一套新的，或者修订一套现有的"标准"医嘱，里边要清楚地规定所有关于手术许可的期望。这套医嘱通常以网格的形式，通过推荐医嘱的最佳实践，指导外科医生。对每家医院来说，格式和内容可能会不同，这取决于手术组合，以及所治疗的患者的疼痛敏锐度。

术前检查诊室

我们简化了医院的外科术前检查（或者入院前检查）部门的工作，建立了标准作业和均衡术前检查的日程表。我们围绕周期时间和实时客户满意度，开发了关注流程的测量指标。我们将术前检查日程安排交给他们自己部门控制，而不是让手术室或者中央调度处理预约。我们开发了质量测量指标（参见图2）和术前（内部客户）反馈，确保所有的医嘱都被正确地执行。我们鼓励医生办公室人员接受新的医嘱组合、术前检查流程的培训，加强沟通并强调遵守外科医嘱和完成术前检查的"标准作业"的重要性、影响性。

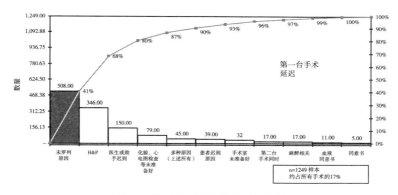

图2 第一台手术延迟原因的柏拉图
注意：首要原因是"未罗列原因"。我们发现大部分医院都缺乏数据

1c. 延误开始会让医生和工作人员都倍感沮丧。这些是可以测量的，应该找到并解决其根本原因（或者流程中的缺陷）。

精益解决方案：延误开始通常有两个根本原因。第一个是患者没有为外科手术做好准备，第二个原因是外科医生迟到。通常外科医生迟到是因为患者没有为手术做好准备，这变成了一个"左右为难"的问题。在精益中，我们用柏拉图对延误开始（缺陷）的原因进行了排序，把外科医生迟到的问题放在次要位置。这是因为如果患者总能按手术日程做好准备，外科医生会对工作人员和手术日程有信心，并且按时到达。我们通常发现，迟到最常见的根本原因可以追溯到患者准备的问题，以及缺乏对"患者准备好手术"是什么样子的一个明确定义。我们建立了一个标准的检查清单，以及一套标准的医生医嘱，使患者可以提前准备就绪，然后建立了一个可视化的控制方式以维持我们的结果。

Id. **手术换台时间**影响手术数量以及外科医生"等待时间"，这一般是外科医生、麻醉医师对很多医院和外科门诊中心不满意的地方。组织可能不同意将手术换台时间作为正确测量指标，更重要的是，对所使用的手术换台时间的定义也没有明确沟通过，所以医生和工作人员评估它的时候可能都会有不同的解释。例如，评估手术换台时间测量指标的时候，医院可能报告的是"患者离开到患者进入"，"外科医生离开到外科医生进入"，或者"外科医生做完手术到下一台手术开刀"。为了真正理解手术期间发生了什么，我们需要将流程分解到更详细的层级。

图3描述了外科手术换台的活动顺序。人们可能会在手术时间框架内，收集和测量与手术流程相关的时间数据点。例如，可能会测量如下周期时间：

- "患者离开"到"为患者准备好"或"准备好手术室"
- "为患者准备好"或"准备好手术室"到"患者进入手术室"或"将患者推入手术室"
- "患者离开"或"患者被推出手术室"到"外科医生开刀"
- "患者进入手术室"或"患者被推入手术室"到"患者离开手术室"或"患者被推出手术室"

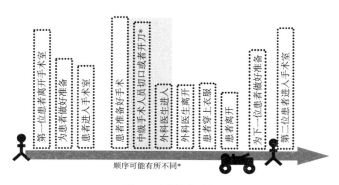

图3　手术换台时间

很重要的一点是，每个流程的数据点需要被清晰定义并沟通，以确保数据可以被准确地理解和捕捉到。需要特别注意的是，每种测量方式都会有优点和不足，可能会驱动不同级别和类型的改善提案。

很多组织仅用"患者离开到患者进入"测量手术换台效率；但是，这样的话，外科医生、管理层、工作人员和麻醉医师在手术室利用率和效率方面，会存在效率目标的冲突。人们可能不会按要求测量和报告每个子流程中的每个数据点；但是，识别出子流程级别的浪费和需要改善的机会，对于获得问题根本原因的第一手资料是非常有价值的。外科医生希望最小化他们的"空闲时间"。而且，如果问他们，他们对手术换台时间的定义真的与他们感受到的手术换台时间"外科医生离开到外科医生进入"有关，也就是等于从他们离开手术室的时间到他们开始手术切口，或者有时候是开始下一例病例的下一台手术（如果他们有住院医生或中层医护员工开始该步骤）。

恰当的测量指标应该由在哪里最可能识别出浪费决定。手术换台时间应该是"结束"(第一例患者)到"开刀"(第二例患者),这更多的是关于手术方面的测量指标,而不是外科医生效率的测量指标。很多手术室会定期测量和汇报"患者离开"到"患者进入"的时间,这个测量指标仅衡量了房间的清洁,可能包括了患者的准备活动,但不包括所有麻醉或外科手术的相关活动。如果您关注"外科医生离开到外科医生进入",将可以捕捉整个系统效率低的地方,包括手术换台流程、整理和设置房间、麻醉可用性、外科医生的时间线。甚至可以捕捉到谁留在手术最后送走患者(住院医生、助手),以及将患者移出手术室所需的步骤,如果用"患者离开到患者进入"作为测量指标,是无法捕捉到这些信息的。在大家等待外科医生从一台手术室到另一台手术室的过程中,无法捕捉到手术室停工时间,以及手术室面临的和麻醉遇到的低效情况(图4)。因此,如果有两台手术室、两个团队(包括两个麻醉医师),外科医生是最高效的。这样他们可以完成一台手术,然后直接开始第二台手术,最小化他们的"空闲时间"。从手术室和资源利用的角度看,医院或麻醉医师更愿意手术按顺序预约好,避免手术时间表中出现"间隙",做到这点,要确保手术室、手术团队和麻醉医师在"等待"外科医生完成前一台手术期间,保持可用。这会带来一些冲突,造成手术室潜在利用率低,需要额外的人力资源,以及更多的手术器械。

精益解决方案:我们使用视频录下了流程,并且标准化手术室手术换台流程,使手术换台工作,运用 NASCAR(美国全国运动汽车竞赛协会)赛车过程中的"后勤维修人员"的理念

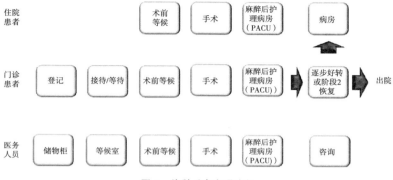

图4　外科手术宏观流程

和方法。在第一次试行时，我们通常可以减少50%，甚至更多的手术换台时间。我们识别出其他的缺陷，这些缺陷有助于减少手术换台时间，例如手术用品清单的准确性，备齐手术用品，供应品可用性，以及如何确认为下一例患者准备好手术室的标准作业。

le. **床位可用**——我们发现床位可用是与很多流程相关的功能，包括整个外科手术流程、集中运输、医生如何查房和安排患者出院，以及支持服务部门的效率，像化验室和放射科。

精益解决方案：先从改善住院患者和所有医院患者流程入手，因为辅助支持服务的周期时间可能对外科和急诊部的流程改善产生消极影响。例如，如果患者已经为外科手术做好准备，但将他们送到手术室的运输延误了，手术开始时间出现了推迟，就会对手术室流程产生负面的影响。

lf. **员工配置**通常包括三个组成部分。第一个是，外科医生希望每台手术的员工配置都是相同的。这是一场持久战,外科主任需要提升员工技能,并对员工们进行交叉培训,才能在工作日和周末根据手术日程安排员工。第二个组成部分是有足够的"能够胜任"(从医生的视角看)的员工可用。临时来帮忙的员工和代理职员增加了不确定性,有时候会增加人员组合的复杂性。有些临时帮忙的员工会很好,有些临时帮忙的员工没那么好,但是所有员工都必须适应所分配的手术的新环境、文化和政策。员工配置的第三个组成部分是成本。外科主任一直有完成预算的压力,所以需要根据手术日程表,不断地努力维持员工"工作与生活的平衡",而手术日程表通常要到手术当天早上才能确定,护士长需要不断地对房间和工作人员进行重新安排,以满足日程表,处理紧急情况,还得努力满足预算。

精益解决方案:考虑到外科手术工作量的负荷均衡,我们开发了一个技能培训矩阵,矩阵展示了员工接受过的服务、技术培训和技能级别,并且有助于为手术提供适当员工技能组合的指导。一个"成组技术"矩阵被制作出来,这个矩阵进一步完善了地理位置,为每条服务线指派了具体的手术室,并据此调整手术器械和供应品。我们对员工和医生的工作录制了视频,建立了标准作业,这产生了新的员工配置模型。您可以看到精益解决方案开始在各个区域出现,因为在一个集成的系统中的所有手术都有赖于整个医院的流程。

lg. **日程安排**:最后一条是均衡手术日程的工作量。均衡手术日程的工作量有三个组成部分。第一个部分是将每周的手术均衡到天,第二个是均衡每日的日程,第三是均衡专业科室。

第一个部分，在一周中的几天分批处理患者，通常周二到周四会因 PACU 没有地方而使患者滞留在手术室。一些住院楼层的病房因为所有患者竞争床位而堵塞，而其他日子这些病房的患者人数很少。

早晨同一时间开始的大量外科手术在医院的其他地方引发了疯狂的行为，在一个小时内，需要所有的运输员工将患者推到手术室。所有的手术室人员需要同时为了 7：30 开始的手术做准备，这导致同一时间需要大量的资源。由此，那些通常隐藏在整个系统中的问题就集中凸显了。这种工作量的不均衡带来了需求的波峰和波谷，不但会产生额外的人力成本，也会从根本上导致整个医院内患者和服务的等待。

第三个组成部分是专业科室工作量均衡。人们肯定不希望所有神经外科手术都安排在周一和周二，因为这样在周一和周二会需要大量的神经科重症监护病房，同时也会使患者所需的服务资源发生冲突。因为大多数患者在他们住院期间，会几乎同时"需要相同的手术相关资源"，导致需求以批量的方式出现。这使得神经科设备系统、神经科手术室，以及"神经科接受过培训"的员工及所需物品短缺。由上述三部分带来的"问题"通常被隐藏，却直接导致患者、医生和员工的极大不满。

精益解决方案：我们与外科医生、麻醉医师和管理层一起，评估每一条服务线，以均衡每周和每天的日程表，并告诉他们这样做可以带来的好处。但最终，我们可以在每天同样的时间内，完成更多的外科手术。外科医生要乐意接受并灵活地调整他们的办公时间，管理层和外科医生必须愿意改变手术日程安排及员工安排的方法。目标是，在确保质量，实现低成本、提高患者满意度的情况下，让每位参与者都能实现工作和生活的平衡。

lh. 缺乏标准化——缺乏标准化会带来不必要的设备成本和设备的短缺，增加了快速灭菌次数，增加了维护的成本，并且在寻找和收集上浪费了时间，带来了巨大的隐性浪费，这些意外会引起外科医生的不满。我们发现医生在手术器械的选择和服务线水平"标准"的共识上，通常不喜欢妥协。当试图这样做的时候，组织通常面临外科医生抵触行政管理的纠偏，然后继续没有标准。没有标准的代价是非常高的，因为继续按照"一次性"采购，医院不能够控制他们的设备和资本预算。

在 X 医院，一个可见的"效益"是，外科医生想要的新的或额外的手术器械仅仅是为了他或她自己使用。手术器械是非标准和昂贵的。在外科主任解释今年的预算没有钱的时候，会引发一系列事件。外科医生直接去 COO 或 CEO 处抱怨。CEO/COO 通常不顾外科主任的情况，让他们采购手术器械，然后超出了预算。在做预算的时候，外科主任又因为超预算被COO 或 CEO 责备。

精益解决方案：作为精益实施的一部分，我们在任何可能的地方努力实施标准化。我们和医生合作，实施手术器械套装和供应品的标准化，我们努力标准化医护员工的装备，并将其存放在"使用点"，与医生和管理层一起探讨，促使固定资产设备采购标准化。我们在可能的范围内建立标准作业，不仅包括员工的工作，也包括管理层（例如建立负责人标准作业），以及离线工作的作业方法，例如开发每周日程表，更新成组技术矩阵或排班模型。鼓励医生，使其成为改善流程（变更的合同）的一部分，有助于在有意义的地方实施标准化，并降低整个系统的成本。

经验教训：首先让您的区域井然有序，例如，在解决医生按时到达的问题前，让您的流程受控。上面提到的问题只是这里列出的全部问题中的几个。我相信您可以想到更多其他的问题。我们为什么会有这些问题？很重要的一点是，我们要理解，这些问题都是症状，单独解决这些症状是无法解决问题或维持结果的。这些问题来自系统，是全部系统的一部分。虽然一些医院比其他医院好，但很多问题是相似的，都有改善的空间。解决这些问题的唯一方法是改变系统。

2. 手术室外科手术团队问题（员工和管理层）

IIa. 手术室外科团队（员工和管理层）问题——集中化的部门迫使在整个医院内实施批量操作模式，导致延误。创建这些部门的目的是好的，为了发展规模经济，充分利用人员。但实际上，很多时候，这些是导致瓶颈和整个医院延误的根本原因。

X 医院打算将集中化灭菌流程（SPD），从外科楼层挪到地下室去。他们采购了新的"批处理"的清洗设备，增加了运输，建立了新的 SPD 流程，比老流程的时间长了三到四倍。他们甚至从其他医院获得了一些灭菌的订单。表面上，从规模经济的角度看，这样做似乎是很有意义的，但是周转手术器械增加的周期时间产生了巨大的非计划成本，并带来了延误（例如，需要三到四倍的手术器械套装），这些显然都没有计算在项目最初的投资回报率中。这也使得更多的员工和医生产生了不满，但是因为花费了很多钱在新的集中化的地下室系统上，所以已经无法改变。很多时候，这是为了在外科楼层为新手术室腾出空间，但如果我们已经"精益了流程"，减少了手术的换台时间，均衡了每日的工作量，我们是否真的需要一个新的手术室呢？很重要的一点是，在做类似集中化决策的时候，要随时使用5个为什么工具。我们是否真的需要集中化呢？

精益解决方案：尽可能分散职能机构。这意味着，价值流部门必须为他们的员工提供教育和交叉培训，以确保效率和员工利用率。例如，考虑分散运输和化验，或努力消除对某些部门的需要，例如床位管理。很多时候，我们分散大部分部门的同时，会对有些必要的部分保持集中化。我们也会采取"使用点"实验，例如，在有些可行的地方采用"小型化化验室"可以满足该区域或部门80%的诊断需求。

经验教训：我们理解，目前存在针对集中化的持续不断的争论和讨论。然而，请记住，集中化会带来"批量处理"，我们要对赞成集中式"规模经济"的论点持怀疑的态度，因为日程安排和管理新的"集中的"部门遇到的浪费通常远超收益，会带来患者和员工的不满。

IIb. 反应式管理——是一种缺乏事实的管理，这个问题很难归类，因为通常影响整个医院后续所做的决定。我们的医院系统通常很难"采集数据"，而且数据结果的有效性通常也是存疑的。我们所需要的很多精益数据是不存在的，例如流程中每一步的周期时间。每一个部门有他们自己对"患者/客户遭遇窘境"的挑战的看法，据此做出"反应性的"或"鲁莽做事、无架构行事风格"的决策。例如，在访谈期间，人们可能发现，外科医生常常抱怨手术换台时间长、开始时间延误，事实上是患者没有做好手术准备。在术前，麻醉医师通常抱怨效率低下，包括患者没有正确地完成医嘱要求的检查，文件不完整或不可用。遇到这样的情况，大部分情况下，外科医生会被直接忽视，手术被取消，增加了手术的换台时间，以及"外科医生等待时间"。这些会导致整体利用率降低。很多时候，术前检查、术前或手术室发生延误的话会责备护士，但究其根本原因，可以追溯到医生自己。例如：医嘱字迹不清，有新的麻醉需求，或者没有通知患者，或者医生办公室术前检查诊室不清楚患者是否需要服药或者手术前禁食多少小时。

精益解决方案：识别服务线价值流，开发持续改善的路线图，缩短手术时间，识别缺陷的成因，以便在系统的层面改善服务、质量和成本。

IIc. 不标准的、不完整的、无正式文件的流程——代表缺乏标准作业。我们发现这在很多医院流程中是根深蒂固的，是一种主要的失效状态的模式，其他监管审核也会暴露出质量问题。我们把不同员工或医生所做的相同的工作拍成视频后，缺乏标准化流程变得显而易见。根本原因可以回溯到缺乏文档化，实际上每个人接受的培训都不同，这取决于他们从谁那里接受的培训，以及"培训师过去是如何做的"。

精益解决方案：在整个医院或诊所内，从一线员工到行政负责人，在适用的地方，开发、实施标准作业，并用标准作业培训。

IId. 可测量的职责——员工不喜欢对他们所负责的工作做严格的测量；即便有测量，员工也不容易知道这个测量指标，或者不知道测量指标如何与整个组织相匹配。当我们问员工，他们的职责是如何被测量的时候，他们的答复是：

- 他们不确定他们被测量。
- 基于进行绩效评估时他们的老板与他们沟通了什么。
- 他们认为会测量客户满意度、抱怨的数量，或者医生的满意度。

即便他们可以说出绩效评估方法，通常也不能告诉我们他们是如何根据测量指标执行的，或者向我们准确地解释测量指标评估了什么，他们全年的目标以及测量指标是如何计算的。很多时候，他们并不完全理解他们每天的任务对部门测量指标的影响，或者他们每日行动是如何与整个组织的目标保持一致的。

精益解决方案：精益的目标是采用和管理使用"关注流程的"测量指标，这类测量指标直接关联和匹配到整个组织的全年目标，配合遵守和实践组织的价值体系，获得支持并实现。在精益中，这样的系统被称为方针管理。关注流程的测量指标有：节拍时间、周期时间和交付时间、每一步的直通率（FPY）、总体直通率、小时客户需求、计划和非计划停机时间，以及手术室换台时间。当异常出现时，流程驱动测量指标要求立即给予解释并采取应对措施，紧接着要找到根本原因，决定如何从根本上解决它，以便不再发生类似问题。

IIe. 糟糕的数据可用性和非集成数据系统——我们发现，在任何一家医院，想要获得准确的数据，"数据挖掘"或者试图深入研究数据，都是极具挑战性的，有时候更加糟糕。在有些医院，由于IT系统不支持外科服务的需求，管理层不得不让自己的IT人员写报告，将内容导出到微软电子表格（EXCEL）或微软数据库管理系统（ACCESS），然后发送给管理层。准确的基于操作或流程的数据是没有的，或是难以获得的，通常需要手工收集。让人惊讶的是，我们从护士那里获得了非常多的数据，这些护士都有自己的手工日志。很多时候，我们不得不录入患者病历档案数据，因为我们无法获得简单的实时信息，例如每小时或每天入院的术前患者，通常到患者病历档案被编码和完成后的2~3天才能获得。

不同的IT系统之间无法交互信息，带来很多重复操作，要在不同的系统中强制重复录入数据，或者录入那些由于从一个系统到另一个系统只有"单向"接口（通信）而损失的数据。我们看到的一个案例是术前检查软件，整个软件与化验信息系统之间没有交互信息，所以相同的信息不得不录入到两个系统里。此外还有很多手工的文书工作、传真和电话，这些都容易产生误读或人为错误。

很多时候，我们发现，外科医生办公室中会出现错误的患者姓名，以及错误的其他关键信息，例如出生日期（DOB），由于现有软件的"搜索能力"有限或用户缺乏培训，导致输出错误的患者病历档案或无法找到相关信息。另一个案例是"屏幕"，不能自动更新，导致相同信息被反复录入。我们目睹了在护士仍然录入数据的时候出现"系统超时"信息，使得他们很沮丧，因为他们不得不重新登录，并再次录入信息。我们发现IT人员喜欢集中的打印机、传真机（有时候甚至是计算机），因为这样"对他们来讲"比较容易，而非提供给每一位护士一个传真机/打印机，或者他们自己的计算机。所以护士不得不与患者在面谈期间停下来，从IT人员设计的安全的中央打印机处（通常并不是离他们最近的）打印并取回打印件，与患者回顾。

IIF. **数据的有效性**——绝大部分情况下，很少或者没有数据定义的文档，而且没有被遵守。此外，数据收集的方法使数据缺乏完整性，无法确保数据的再现性和重复性。对于外科护士而言，数据录入的优先级非常低，他们的关注点通常是在患者身上。很多次，我们深入讨论"后续跟踪"病历的含义是什么，实际上，在部门内部，几乎没有详细数据记录在周期时间内，例如，预约时间，预约到签到，签到时间，签到到术前入口，术前时间，术前到手术等。有时候，是用电子显示屏追踪的，但这些信息存在于不同的系统中，而不是在外科系统中，并非每个人都及时录入了他们的时间，或者使用了相同的定义。除非现场有一个电子追踪板，否则实时数据几乎不存在。财务数据是丰富的，但需要处理后才能理解，而且通常也不是很及时的。数据有效的时候，数据的定义、有效性和公式必须是被确认的。例如，在一家医院里，他们对住院患者的信息存疑。他们将一例患者作为"被观察"患者（住院时间<24小时），但

患者最终会被安排住院。我们发现，他们几乎不会回去更改患者的状态。在另一家医院，他们追回了数百万美元的患者费用，这些是在外科系统中没有被正确分类导致的，并且在供应品上找到了更多的钱，这些是他们术前没有意识到必须向患者收取的特定供应品的费用。他们认为他们已经捆绑收费了。这样的例子不胜枚举。

精益解决方案：这是在我们实施精益过程中发现的部分案例。首先，我们召集所有的人在一起，以便我们可以标准化整个区域内的所有定义。我们识别出那些重复收集和录入的数据，与 IT 人员一起实现系统间接口的软件解决方案。在可以使用条形码或者其他更自动化的信息收集系统前，我们开发了手工的时间采集系统。我们用微软电子表格（EXCEL）创建了表格和数据透视表，直到外科 IT 人员可以制作报告。我们为主管、经理和护士长培训他们现存的标准和报告机制，并教给他们如何使用精益的人员配置模式。针对有需要的物料，我们考虑采用 RIFD 或者其他追踪系统。我们在拣选清单上增加了一些简单的东西，例如拣选位置，用于手术物品的拣选。

经验教训：在利用数据进行分析和做出决定前，先要质疑所收到的所有数据。当数据不存在时，使用手动收集系统，直到数据可以自动收集。这可能遇到阻力，但如果我们没有数据作为决策的基础，或者无法确定所实施的解决方案是否可以解决问题并维持结果，我们就不能改善这个流程。

总结——您认为手术室是一个成本中心还是一个利润中心呢？

很多手术室（ORs）被当作成本中心，而不是收入或利润中心。经理们主要根据成本会计标准和差异来决定他们在多大程度上满足了预算。这使得重点被放在了降低全职人力工时（FTEs）上，而不是服务客户或者业务增长上。很多经理不理解他们的会计标准是如何制定的。我们通常会告诉他们劳动标准有错误，以及该如何解决和灵活分配资源。

精益解决方案：手术室应该被作为一个利润中心，并且关注业务的增长。但是，人们需要开发数据，以便理解哪条服务线是产生利润的。

外科服务：详细内容

介绍我们发现的

外科是一个系统，与医院内的其他部门交织和整合。我们的发现包括（图5）：

- 外科手术日程不均衡
- 各种延误贯穿全天
- 糟糕的数据
- 手术换台时间定义不清，缺乏对"真正"导致延误的理解——问题的根本原因
- 接受应急解决，"挽救局面"的员工被奖励
- 员工配置为了满足期待，而不是患者需求
- 没有标准作业或角色澄清（通常没有书面程序或工作指导）
- 基于现有数据的手术室利用率和真正的手术室能力，最初很难被量化

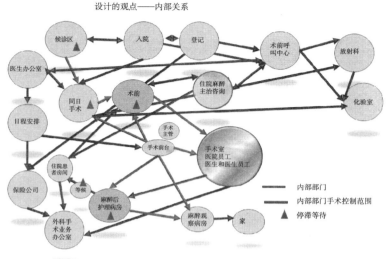

设计的观点——内部关系

候诊区 **入院** **登记** **术前呼叫中心** **放射科** **医生办公室** **同日手术** **术前** **住院麻醉主治咨询** **化验室** **日程安排** **手术主管** **手术前台** **手术室医院员工医生和医生员工** **住院患者房间** **等候** **保险公司** **麻醉后护理病房** **外科手术业务办公室** **麻醉观察病房** **家**

内部部门
内部部门手术控制范围
▲ 停滞等待

在这个系统中，手术主任有多少处需要控制呢？
我们如何与独立的外科手术中心竞争呢？

图5　手术部门内部关系图

● 很低的外科医生利用效率（并非外科医生没有效率，而是花费了50%甚至更多的时间等待）

● 供应品和手术器械缺乏标准化

● 没有评估过哪些测量指标和目标对客户是重要的，也没有与一线员工沟通过测量指标与目标

典型的外科项目

当组织致力于改善其外科服务的时候，表2中的每个精益活动都可以选择。

表 2　手术室潜在的改善项目

评估 （整体交付时间）	术前流程	手术室 手术换台时间	预约时间规则 和利用率
成组技术矩阵 （能力）	住院患者的 术前检查	计费/收入获取	灭菌流程
医生标准医嘱	手术室流程	预测/市场	内科医生的办公室
术前检查流程	麻醉后护理病房 （PACU）流程	标准的手术器械	患者追踪系统
日程表	备齐手术药物 用品器材	相关项目的 IS 系统	手术室布局

精益如何改善手术室

很多精益活动始于价值图（VSM）。这让临床领域开始理解整个外科流程，从建议患者手术开始，到患者离开术后监护病房期间发生了什么（图 6）。VSM 甚至可以延伸到患者出院。VSM 的开始点和截止点由所需的细节程度及组织希望达成的目标决定。VSM 完成后，下边是产品加工流（PPF）（表 3）（跟着患者）、点到点图、全面作业分析（跟着员工，包括护士、外科医生和其他人）、意大利面图（图 7）。令人惊讶的是，在术前检查的流程中，患者花费了大量的时间等待，并且步行了很远的路。在一个组织中，我们发现一位预定了心血管外科手术的患者，走了将近一英里才完成所有检查。

价值流图——外科手术部门

外科手术服务

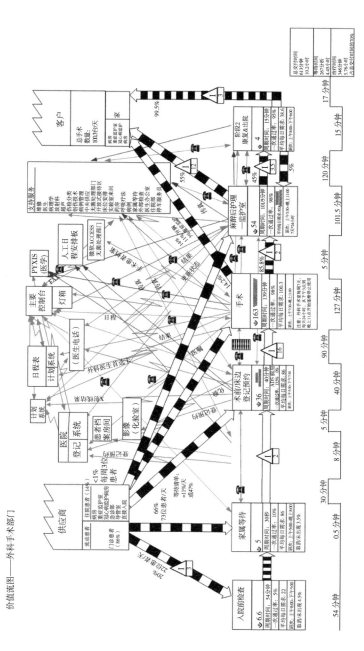

图6 外科VSM（价值流图）

031

表 3 PPF（产品加工流）心脏病患者

指标	基线	精益改善后	减少	减少%
总步骤	82	36	46	56%
原始时间 秒	13,266.00	10,387.00	2,879.00	22%
分钟	221.1	173.1	47.98	22%
小时	3.7	2.9	0.8	22%
天	0.5	0.4	0.1	22%
距离	4,326.00	1239	3087	71%
检查	13,266.00	10,387	2,79.0	22%
增值%	31.61%	40.37%	−8.76%	−28%
不增值%	32.75%	33.52%	−0.77%	−2%
停滞	26.38%	19.14%	7.24%	27%
检验	0%	0%	0%	#DIV/0!
搬运	9.26%	6.97%	2.29%	25%

注意：患者步行了将近一公里

这些工具同样可以帮助您理解外科医生的需求。从外科医生的角度看，"当我需要的时候，我需要我所需要的！"这与精益的准时制（JIT）原则一致。很多真正有效率的外科医生把"您和您的团队工作得像一台润滑良好的设备"当作一种赞美。标准作业在外科临床领域实施精益的过程中扮演了重要的角色。很多外科医生已经参与到精益中，这才是高技能外科团队的工作方式。人们走进不同的手术室，发现共同工作的团队知道标准的程序；外科技术员提前知道外科医生的每一个步骤（通过对该流程应用标准作业），在需要的正确的时间，递给外科医生他们需要的正确的工具。我们的目标是，通过标准化使手术过程在保证质量的情况下，顺利且安全。还有什么比为住院医生或年轻医生录制视频，然后一起回顾视频并找到改善机会更好

术前检查——点到点——心脏病患者

去做超声波
从做超声波返回

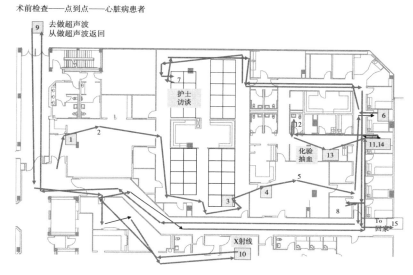

图7　心脏病患者点到点图

的工具呢？当我们开始为外科医生录制视频的时候，他们发现了很多他们可以改善的机会，偶尔也会浮现出一些关于手术器械和供应品的改善想法。

　　尽管有一些"感觉"的部分，只有通过多次操作的经验才能获得，但如果我们为最好的外科医生录制视频，做成培训视频，标准作业可作为住院医生和医学院的培训工具。灵活性、流动、防错法、JIT、标准作业等，在手术室，与外科医生完美地整合。这些工具不仅可以为手术期服务，也可以延伸到医生/外科医生的办公室，去改善他们的基础设施和患者体验。

　　我们将外科服务详细地分成十个部分，概述如下：

Ⅰ．每件事情都从需求开始

Ⅱ．术前检查——患者准备就绪的路径

第一部分：每件事情都从需求开始

在 X 医院，外科手术的需求是每天 60 台。术前区域有 10 个床位，PACU 有 14 个床位。第一批的 17 例患者被告知要在早上 5：30 到 6：00 之间抵达术前区域，为早上 7：30 开始的手术做准备。因此，高峰期的需求是 2 小时内有 17 例患者，节拍时间的计算是：

$$2 \text{ 小时或 } 120 \text{ 分钟} \div 17 \text{ 台手术} = 7.05 \text{ 分钟}$$

每天早晨，10 张术前床位被占满，多出来的患者占用 14 张术后护理床位的一部分。

术前有 5 位护士。我们如何确定这些护士是否足够呢？通过视频分析发现，术前护士总工时（TLT）平均是 40 分钟。因此

$$\text{所需护士人数} = 40 \text{ 分钟} \div 7.05 \text{ 节拍时间}$$
$$= 5.67 \text{ 位术前护士}$$

实际上，在高峰需求时段，每天需要 6 位护士才能完成临床任务（表4）。

表4 护士周期时间的案例

护士序号	平均的总工时 分钟/1 例患者	患者人数/小时	累计患者 人数/小时
1	40	1.5	1.5
2	40	1.5	3
3	40	1.5	4.5
4	40	1.5	6
5	40	1.5	7.5
6	40	1.5	9
7	40	1.5	10.5

如果有一位员工病了，会发生什么？通常，其他护士或主管会承担这部分任务，否则，我们可以估计出来，有 2 例患者（因为 5 位护士在 2 小时内仅可以照顾 15 例患者）将无法按时做好准备，手术将会出现延误的情况。

手术的平均交付时间（LOS）为 108 分钟。PACU 是 145 分钟，默认术前和手术的节奏是一致的。一旦患者被推到手术室，10 个术前和 7 个术后护理区域的床位就会空出来，因为这些患者进入了下一个流程，同时下"一批"10 例患者抵达，开始术前流程。现在的节拍时间是 10.8 分钟（108 分钟÷10 例患者）。

所需的操作员是 40 分钟÷10.8＝3.7 例护士

现在我们的护士的人数多了。当有 5 位护士的时候，患者在 80 分钟内准备完成，所有患者的平均等待时间是 28 分钟。如果一位外科医生提前，需要的下一例患者没有在术前区，会发生什么呢？术前区域没有更多的地方了，外科医生将不得不等待。

经验教训：当您正在为那些您不需要的事情（或人）工作的时候，您无法为那些您确实需要的事情（或人）工作。

麻醉后护理病房（PACU）的交付时间（患者进入 PACU 到患者准备出院）是 145 分钟，当第二轮外科手术结束的时候，将会发生什么呢？我们不能回答这个问题，因为我们的总时间中缺失了一个组成部分。我们知道"患者进入到患者离开"的手术时间 108 分钟。我们没有"患者离开到患者进入"的时间，或者手术室的换台时间。如果手术室的换台时间是 40 分钟，我们可以知道，PACU 将涵盖这部分时间（145 分钟与总计手术时间 148 分钟相比），但我们觉得可能会有延误，因为二者的时间太接近了。如果从 PACU 转运患者的平均时间大于 3 分钟，我们就会有延误，因为 PACU 技术员忙于将患者运到病房。

如果在早上 5：30 时，我们的术后护理病房有 6 位住院患者正在等待病房的病床，且要到上午 10：00 后才会有病床分配给他们，将会发生什么呢？术后护理病房不得不护理这 6 位住院患者（这可能不在他们的预算内），此时，又来了 7 例术前患者，为手术做准备，或者返回到术前。但是，当 7 例患者开始手术的时候，我们在 PACU 仍然仅有 8 张床位可用，因为 6 张床位被住院患者占用着。早上 8：00 到 9：30 之间会有 14 例患者结束手术到 PACU。术后护理病房现在不得不恳求床位管理部门，尽快为 6 例患者找病房或 ICU 床位，或者手术室进入暂停模式。

手术室的平均手术时间是 108 分钟，加上手术换台时间 40 分钟，"开始下一例患者"的时间是 148 分钟。假使 PACU 平均 165 分钟会怎样，接下来会发生什么事？

$$165 \text{ 分钟} - 148 \text{ 分钟} = 17 \text{ 分钟}$$

外科手术的完成速度比患者离开术后护理病房的速度还要快；因此，PACU 成了一个瓶颈，导致患者在手术室滞留。

我们解决这个瓶颈的选项包括：

1. 增加更多的术后护理床位
2. 增加更多的术后护理护士
3. 拒绝住院寄宿的患者（那些医院里等床位的患者）
4. 缩短术后在护理病房的护理时长（LOS）

人们必须意识到，精益是一个持续的问题解决的方法论和途径。这是精益分享和乔尔·巴克（Joel Barker）"范式概念"的结合。前三个解决方案是当人们不遵循问题解决方法论的时候，常见的反应式问题解决方案。解决方案 1、2 和 3 是基于问题的症状或现有范式提出的；但是，"问题的根本原因是什么？"根本原因是"系统的"批量到达和对患者的批量手术。想想看，17 例患者在同一时间到达给整个系统带来的压力有多大。他们在同一时间到达入院接待区域！所以，在早上 5：15 的时候，患者就堵在入院接待区域了，但该区域要到早上 5：30 才开门。现在需要很大的入院接待区域和几位签到员工才能满足高峰时段的需求。接下来，17 例患者一窝蜂似的到外科手术等待区域和术前区域。现在，看上去似乎需要很多的术前床位和医护员工，因为每个人每天早上都赶着去术前，而这些患者的优先级是由他们的外科医生（如果他们手术数量比较多或比较有发言权）或麻醉医师（如果需要"麻醉"）来决定的，或者有时候，没有优先级系统。患者到达的时候，对于他们的外科流程，"准备就绪"的状态是不同的，这有赖于已经完成的术前检查及结果，所以每天会发生如下的问题：

- 患者病历档案不完整
- 同意书不准确或不完整
- 没有执行或未完全执行外科医生的医嘱
- 办公室未提供病史和健康体检（H&Ps），或者术前检查结果在手术前一天夜里才出来（早上7：00才开门），但是术前就需要，或者传真丢在了某个地方
- 外科医生迟到
- 血液相关工作没有完成，例如血型和交叉配血等。或者根据患者情况和麻醉检查结果所需要的额外检查
- 住院患者身体上的合并症没有从医学上得到清除和解决，没有为外科手术流程做好准备

护士们忙碌地把手术室准备好，补齐人员缺口。设法找到缺失的供应品和设备，缺失的原因可能是漏掉了，也可能是"备齐手术用品"（为手术准备常用物品和设备的流程）的时候准备错了，或者这些物品在过去的手术中使用过了而需要清洗，又或者是首选卡（外科医生需要的工具和用品的列表）错误、不准确、不完整。现在，17例患者被推入手术室，在手术结束

后，17 例患者被推入 PACU/术后护理病房。然后第二次"批量"高峰开始。

外科手术好像修理店

简单地理解，外科手术像一个汽车修理店。临床医生可能难以接受这个类比，但二者是有一些相似点的。当然，外科医生和临床医生都是训练有素、技术精湛的，人不是汽车，但相似之处还是有的。作为消费者，我们把车开到汽车店（针对外科手术，可能是外科医生或医生的办公室，或医院），因为有个问题需要"诊断"，以确定需要做什么，并修复这个问题。患者去找外科医生，医生诊断患者的症状，确定一系列的行动方案（需要修复，或采用药物治疗，或推荐手术介入治疗）。汽车店（医院）拥有训练有素、技术精湛的技术员（医生和辅助人员），他们可以完成维修（外科手术介入）。有时候，某些备件有缺货（例如专门的手术器械、植入物），使得维修延误。每次维修（外科手术）都是不同的，需要不同的设备和供应品。如果您是维修店（医院）的所有者，您将建立什么样的流程，来以最低的成本、最高的质量、最高效的方式提供您的服务，才能创造收益呢？

1. 日程安排——如果是您自己的店（外科部门），您如何安排手术日程呢？事实上，在很多汽车店，有些客户可能会提前打电话，有些客户则会毫无预兆地把车放下（额外增加了一个非预约的维修）。很多人在早晨上班的路上把车放下，因此会有大量汽车或高峰需求出现在一大早。另外，周一和周五通常是最忙的，因为周一有积攒的大量服务需求，周五是希望能在周末前得到服务。手术室同样面临工作量不均衡的挑战。医生害怕安排的第一例患者未出现，或者遇到问题，使其无所事事地等待下一台手术，甚至被调换，所以他们要求所有患者在早上同一时间出现，这导致整个一周的手术量都不均衡，且高峰需求出现在早上。如果所有的车都同时到达请求服务，影响是什么呢？某几天日程繁重的日子会增加多少成本呢？在那些天，汽车店是否需要更多的维修台、更多的工具和供应品，以及更多的工人呢？它是否有足够的维修台（手术室），还是要延误客户取车呢？汽车店是否知道更换机油，以及其他所有类型的维修需要多长时间呢？再说一次，如果商店是您的，您是会标准化您的设备、工具和供应品，还是会给不同的技工采购不同的设备、工具和供应品呢？

多数情况下，手术数量在整个星期内不均衡的时候，医院外科服务管理团队可能知道他们内部所面临的挑战。当他们第一天有20台手术要处理，第二天有10台手术的时候，在麻醉相关区域是有挑战的，也需要额外的手术器械才能满足高峰的需求。他们可能没有足够的专门的手术室，以及术后床位，导致延误。很多管理层在分配预约时间的时候（为手术安排日程），没有意识到其对整个医院都有的影响。

例证：在 X 医院，有一个有六位外科医生的神经外科团队，他们所有手术都安排在周一、周三和周四。这造成需求的波峰和波谷，影响了手术室和神经外科重症监护病房的人员安排和病房/床位、运输，以及辅助的服务部门，例如药房、放射科和化验室。由于手术量不均衡，系统在周一、周三和周四的压力非常大。需要对手术日程进行优化，防止设备使用产生冲突，其可能对同样的外科医生产生负面影响，导致需要更多的设备套装，增加清洗、灭菌、手术用品准备和维护的工作，给灭菌部门带来压力，继而给接收患者的病房带来压力。

精益解决方案：与神经外科团队合作，探讨团队中是否有些外科医生可以调整他们的办公时间，在周二和周五也可以安排手术。这样可以均衡手术的能力、手术器械的需求、ICU 和医疗手术用床等。这个简单的案例说明了均衡手术量对组织和成本降低的影响。

2. 如果每位机修工都想用他/她自己的工具，会怎样呢？这种做法并不少见，谁为之买单呢？是机修工。员工拥有自己的工具会干扰标准作业或者有助于标准作业，特别是当机修工的工具是定制的，且其他员工都没有这个工具的时候。当这位机修工离开的时候，没人知道这个工具如何用。

外科医生和医生通常不认为标准的供应品和手术器械非常重要。为什么呢？一个原因是他们并不为此买单。另外，他们可能认为标准化干扰了他们的工作，一般来讲，他们希望使用那些他们接受过培训且用着顺手的工具/手术器械，因此任何改变都可能遇到阻碍。对于那些必须熟练使用各种设备的员工会有怎样的影响呢？医生是否会使其办公室的设备和物品标准化呢？他们是否会使其办公日程的工作量均衡呢？他们是否会使其在办公室的时间利用最大化呢？

汽车修理厂和外科有相同的目标：

- 均衡工作量
- 标准化备件和供应品
- 柔性多技能的员工（交叉培训）
- 优化医疗交付时间，尽可能快进快出，提供零缺陷的高质量服务

如果我们只有一个更换机油或前轮定位的员工，我们该如何做呢？这将对整体运营或目标产生怎样的影响？如果他们生病请假或预约了医生将会出现什么情况呢？

如果在医院里，仅有一位受过专门训练的医生、外科技术员、保洁员工、运输员工等，将会发生什么呢？

已经出现了一些缓慢的变化，医生离开私人诊所，受雇于医院，我们看到一些医生团队成员的意愿正在开始改变，他们愿意打破障碍，朝着共同的目标努力。

经验教训：均衡工作量、标准化的供应品和设备、柔性多技能的员工、优化医疗交付时间，对于建立和保持精益环境非常重要。

第二部分：术前检查——患者准备的路径

外科流程，可以简单地分成几步：术前检查，可能在手术前几天到手术当天的任何时候发生；术前登记；外科手术（OR）；术后（PACU）期间。这些领域组成了整个的手术流程。为了使其流动起来，四个关键流程的重点领域必须解决：

- 患者准备
- 物料和设备准备

- 手术换台
- 员工准备（包括外科医生和麻醉医师）

我们和外科主任会面，请她说明他们现在的问题，紧接着，继续观察他们的流程。他们主要的问题是，无法让他们的患者高效地完成外科流程，系统中的每个人都在抱怨其他人。外科医生抱怨护士。护士抱怨麻醉医师和运输员工。每个人都抱怨管理层，这是一个非常不开心且不专业的环境。我们询问他们是否有与他们的流程相关的数据。他们的系统数据很少，而且为我们提供的数据并不准确（我们在其他医院遇到过类似的问题）。用精益的话说，他们可能正在考虑对他们的整个系统做出一些重大的"打破常规思维"的改变。他们说他们知道这个，已经准备好"打破常规思维"，而且绝不回头。接下来的六周用来收集和筛选所有数据，绘制价值流图和评估问题所在。我们感悟到的是，没有人或团队受到责备。抱怨只会隐藏问题。我们最终发现问题是整个术前服务系统。

虽然周期时间很重要，但事实是 VSM 中的直通率（FPY——或者工作"一次做对"的百分比）是解决这一问题的关键。最大的问题是，患者在手术时间到了的时候并没有做好准备。结果，手术无法按时开始，日程被耽误，患者等待，外科医生对系统失望，系统内存在很多空闲时间或等待时间。外科医生觉得，一个上午 7：30 开始的手术，按时到达是没意义的，因为患者上午 8：00 之前不会准备好。因此，当患者一直没有按时准备好时，外科医生倾向于让他们所有的患者更早来做手术，所有人在早上 5：00 左右同时来，这样无论哪例患者先做好准备，医生们都可以调整他们的日程表来适应。这只会给高峰期预约术前、手术等待和术前增加更多的工作量，给护士、手术物品准备、灭菌流程、麻醉医师和外科医生带来混乱和沮丧。问题是患者没有为手术程序做好准备进入手术室的话，很多医生认为问题是手术换台时间长，而责备护士。下一步是找出问题的根本原因。术前的 FPY 低于 30%，这是由于患者没有被外科医生送去做术前检查导致的，因此手术当天到达术前区域的时候，没有做手术所需要的一切。这也是术前的问题，因为他们没有可用的资源或支持服务，在患者手术当天所需的周期时间内，完全处理（术前准备）患者，因此需要在手术前一天进行单独的术前检查（先做术前检查还有一些其他好处，能够收到额外的收入，以及防止某些复杂患者取消手术）。我们发现如果患者到达的时候完全做好手术准备，手术流程会高效地启动和实施。但如果患者手术当天抵达的时候，需要重新评估，或者由于没有准备好延误了，比如患者吃东西了，需要额外的检查或拍 X 射线，或吃了违禁药物，流程就会延误开始，而且极少能赶上。所以，我们首先需要关注的真正领域是让患者为手术做好准备。

我们首先聚焦外科信息流的流程，然后是术前检查部门。当我们第一次走进术前检查区域的时候，我们看到了一个拥挤的大厅。仅有 20% 的患者正在接受术前检查。术前检查办公区就像走进了一个混乱的市区中心地带。到处都是纸张，复印机和传真机集中放置在另一间屋子里，手写的日程表上的内容难以识别。6~8 位护士除了文书工作什么也不做；收传真，填表，打电话给办公室而不是去看患者。真是人才的浪费啊！在我们的术前检查分析过程中，我们发现几个问题的根本原因来自外科医生的办公室，与医疗许可的麻醉要求相关。

患者准备（质量）应该是在外科服务中首要的精益测量指标，然后是手术换台时间，手术换台时间包括打扫、布置、物料、备齐手术用品、首选卡，这些都影响了手术交付时间。

如果患者准备就绪，外科手术是快速和顺利的。但为什么患者没有准备好呢？患者的外科医生可能没有要求他们在手术当天前去做术前检查，或者医生要求了，但是术前检查流程不足以提供想要的结果。如果术前检查流程是好的，例如 FPY 达到 100%，这表明所做的每件事情都是准确的，一次做对，而且可以拿到想要的结果。手术当天患者到场的时候，所有检查和文件都是完整的，会有什么影响呢？患者准备需要花费多长时间呢？患者是否仍然需要早到呢？想想这对患者、医生和医院员工等的积极影响，例如，需要很少的术前床位，可以节省人力成本，因为在"等待"手术的过程中，不需要进行长时间的准备或监测。

在分析患者准备的过程中，我们已经识别出了一些与术前检查直接相关的关键任务，这些任务将确保患者提前准备就绪：

1. 为外科手术许可建立一套标准的医嘱：一套标准的医生医嘱需要由外科医生和麻醉医师共同开发，不仅确保有医生/外科医生的医疗许可，还需要有麻醉许可，因为麻醉最终决定了手术是否可以继续。

2. 采用标准的医嘱，而且需要术前检查：医生和他们的办公室人员需要使用标准化的术前检查流程，这包括在患者到达术前检查机构之前提供标准的医嘱。另一种选择是由医生办公室进行必要的术前检查。

3. 强制术前检查（至少第一台手术开始或关键患者人群）：强制要求，术前检查是重要且必需的，因为其在患者准备过程中扮演了一个主要的角色，会影响第一台手术是否可以按时开始。术前检查区域需要有能对异常结果进行审查并立即采取行动的外科医生和麻醉医师。

4. 高效的术前检查诊室：术前检查诊室需要正式的审查流程，合理简化的流程、标准化的工作流，均衡的患者量。

典型的术前检查"患者手术准备"项目

1. 患者准备情况项目评估（总体）

2. 定义和标准化手术当天"手术准备"的意思（门诊患者或当天入院的患者）

3. 定义住院患者的"手术准备"

4. 外科医生和麻醉医师开发手术术前标准医嘱形式，概述医疗许可所需的检查

5. 外科医生办公室对新流程进行培训和沟通

6. 患者流——术前检查到手术

7. 信息流——术前检查到手术

8. 术前检查基础设施

9. 术前区域评估

10. 标准化的术前检查清单

11. 标准化的住院患者术前检查清单

12. 标准化的住院患者准备工作的完成时间

13. 沟通"手术准备"的定义

术前检查模式

我们访问的每家医院似乎都有不同的术前检查模式。这些将在本章后边讨论。哪种是最好的呢？从精益和系统的角度看，术前检查是一个"检验"流程。理想的情况是压根不做。仅次于理想情况的是在手术当天做，有个别医院在这样做。更多的医院不能在手术当天做术前检查，因为他们的流程不够稳健，没法在所需的手术换台时间（TAT）内拿到"检查结果"。等到手术当天去"检查所有患者的准备情况"将增加最后一分钟取消手术的情况，影响患者及其家属的满意度。

传统的术前检查流程

最终目标是，通过使影响手术取消或延误的问题浮现出来，建立一个"稳健的"术前检查流程。当患者在手术当天抵达的时候，我们希望他们没有任何形式的"缺陷"，手术当天之前完成检查，我们对报告结果进行复核，以便采取必要行动，使患者获得手术的医疗许可。唯一留在手术当天的是那些必须在手术期间完成的活动，例如，糖尿病患者或其他患者的血液稀释剂可能需要重复血液测试。

让我们看一下哪里有简化流程的机会。我们必须从患者第一次去看外科医生开始。外科医生的工作是什么？外科医生决定患者是否可以从手术治疗中获益，和患者讨论他们的选择，外科手术的好处和风险。最初他们把他们的工作看成是给患者解释手术和回答问题。他们可能可以决定也可能无法决定需要什么医嘱，但为准备手术而写的医嘱是从他们（外科医生）的角度出发的，可能没有满足麻醉医师或医院"许可"患者手术的需求。患者紧接着被移交给办公室员工。办公室员工取出指定的手术医嘱，然后打电话给医院安排术前检查时间以及分配给患者的手术日期，或者建议患者去某家医院做术前检查。

有几种途径让患者可以从"准备或接受医疗许可"变成"准备好手术"。从医院的角度，这个流程会为第二天的手术或几个月后的手术，生成一些"文件"（化验室和 X 光检查结果，各种各样的知情同意书，医嘱，通过传真或电子邮件收到的所有 H&P），这些文件来自多个渠道。在术前检查诊室收集和整理资料需要大量的人员，很多医院让护士处理这些文书工作。我们发现，这些接收的"文件"通常来自术前检查部门内部或外部的多个地方，几乎无法协调和整合。检查结果、同意书，以及其他的文件可能会遗失，给外科医生及其办公室人员、术前检查诊室带来挫败感，并产生返工。外科医生和其工作人员不得不在手术当天找出、弄到，或给术前检查及术前重发医疗许可相应的文件。另外，很多种组织里，所有的麻醉医师和外科医生没有就"医疗许可的标准"达成一致，使护士和患者需要很多的检查和返工，造成了更多的混乱和延误。有时会，甚至从一位麻醉医师那里获得同意，但到另一位麻醉医师处就难以获得同意。

很多医院都有一个筛选或审核流程，被称为"医疗许可"，其"形式"像手术前需要患者填写的同意书。谁评估患者，在组织中各不相同。可能是住院医生、麻醉护士，或者"术前检查流程"中的术前检查护士。手术当天，最终的审核是由麻醉护士和/或麻醉医师完成的。

对标准医嘱的需要

对标准医嘱的需求出现在我们回顾所收到的传真给术前检查部门的医嘱的时候。我们遇到的典型问题如下：

- 医嘱字迹难以辨认
- 患者名字拼写错误（出生日期通常是正确的，但是计算机系统无法通过出生日期进行搜索）
- 每个办公室的医嘱形式都不一样，有时同一个办公室的医嘱形式都不一样
- 很多时候，患者抵达的时候还没有收到医嘱，被迫给办公室打加急电话
- 不同的外科医生之间的术前检查医嘱及程序有差异

这些手工的流程和需要辨认的纸面文件，对术前检查部门和外科医生办公室来说，很容易造成错误和不间断的工作。难怪这些关系密切的部门之间的关系有些紧张。一些术前检查部门实际上有一个"谢绝来电清单"，外科医生拒绝让他们给自己的办公室打电话。结果，我们已经看到了，外科医生无意中成了他们自己最大的敌人。确保患者准备就绪是谁的责任呢？人们可能认为必须从外科医生开始。但是我们发现，事实并非如此。最终，是麻醉医师决定需要什么，并决定手术是否"按计

划进行"。

很多情况下，术前检查医嘱是由外科医生写的，并未获得其他人的同意，不包括麻醉医师用来确认患者从医学上做好准备且可以接受安全的手术所需的每件事情，例如：睡眠呼吸暂停等。外科医生和麻醉医师各自从不同的患者护理的角度出发。麻醉医师必须确保患者足够健康，可以接受麻醉，在手术的过程中麻醉，手术后可以醒来。

我们遇到的一个挑战是对医疗许可缺乏清晰的定义，例如，各方（外科医生和麻醉医师）达成一致的医疗手术许可的最终要求是什么。一些麻醉医师告诉我们，外科医生没有根据麻醉所需标准筛选他们的患者所需要的知识。尽管外科医生和麻醉医师相信他们的意见一致，但当我们深入细节的时候发现，在标准检查、结果和"许可患者"手术治疗所需的报告上，并没有"达成一致"。因此，需要麻醉医师在手术当天审核这台手术，需要做什么的预期，而非做了什么的预期，可能和他们认为的需要做什么的预期并不匹配，进而出现了手术延误。

我们也发现，即便是麻醉医师之间和／或麻醉护士之间，也对所需的标准或期望，以及外科手术"医疗许可"的组成有不一致的意见。我们在很多医院都目睹过，当一位麻醉医师接管了其他麻醉医师的患者的时候，意见不一致。

标准的术前检查和术前医嘱

精益解决方案：为了消除患者准备中出现的问题，有必要为术前检查和术前建立一套标准的医嘱。这套医嘱（参见图8）

既包括外科医生的要求，也包括一致同意的麻醉许可的标准，这个麻醉许可标准基于患者的情况及所需的麻醉检查，以网格形式呈现。我们发现，采取这一主动行动需要付出认真的努力，这通常需要一年甚至更长的时间。最终结果是大大增加了患者准备就绪的情况，减少或消除了早晨给外科医生打电话的情况，改善了办公室/术前检查和术前之间的关系，减少了手术取消的情况，患者更开心了。

建立标准医嘱的第一步是让所有的麻醉医师就患者参数和手术类型所需的检查达成一致，并制定出医疗许可标准。第二步是开发一套标准的医嘱组合，里边包括了"麻醉"的医疗许可标准。下一步是让组织内的人员接受培训，包括外科医生，并使用标准医嘱作为他们流程的一部分。然后外科医生完成医嘱、签字，为每一例患者安排医嘱的执行日期。外科医生的办公室人员在患者离开前必须完成表格，并安排患者的手术和安排患者术前检查的访问。

如何做：为"外科手术医疗许可"创建标准医嘱的过程

1. 与麻醉实施的主任麻醉医师/指定的负责人以及外科医疗主任会面。与其他参与到表格批准流程中的政策或流程委员会沟通。如果需要，包括法律部门。

入院前外科手术检查医嘱表格

说明：填妥传真至   问题致电   邮件地址

手术日期 [　　　]   患者姓氏 [　　　]   名 [　　　]   中间名 [　]   ○ 男   ○ 女

流程

麻醉偏好   □ 局部   □ 监控麻醉护理   □ 普通   □ 急性疼痛部位（类型） [　　　]   □ 选择

患者类型：   □ 住院患者   □ 观察患者（<24小时）   □ 门诊中心

□ 抗药性细菌预防要求   □ 乳胶过敏   □ 特殊要求 [　　]

注意：手术前必须进行至少一项入院前检查

○ 通过电话访谈—此项目适用于无需化验和检查的患者   建议的电话时间 [　　]

○ 到院外科检查   预约日期 [　　]   外科检查时间 [　　]

身体状况 通过协议所需的检查	全血细胞计数没有差异	心电图	骨成型重白质	PT/PTT/INR	钾+上午通常使用日期	血常规	人械毛酮促性腺激素层试验上午通常使用日期	葡萄糖	附加医嘱/化验
心血管		X							□ 血型鉴定和抗体筛选
高血压		X							浓集细胞
吸烟>20年		X							血小板
肺病		X							□ 新鲜冷冻血浆
肾脏疾病	X	X				X			□ 自体血可用
透析	X	X		X	X 使用日期				□ 肺功能障查
糖尿病	X	X						X 使用日期	□ 颈动脉超声
出血问题	X		X						□ 取X光检查片
肝脏疾病				X		X			□ 剪去病人身体的手术部位周围毛发
肥胖（BMI≥40）		X							□ 血型和交叉配型
可能怀孕							X		#血型 [　]
目前正在治疗恶性肿瘤									#袋血 [　]
利尿剂			X						#血型 [　]
地高辛					X				#袋血 [　]
抗凝剂（香豆素）	X			X 使用日期					□ 肺功能检查
类固醇									□ 取患者过去的档案
其他	□		□						□ MRI/CT DOS

仅限（上午十点或更晚开始）

录入所需补充的医嘱 [　　　　]

ANTIBI OT IC P ROPHYL AX IS (all antibiotic s will be given within one hour prior to skin inci sion unless other wise ordered)

□ 外科医疗改善项目中的协议中规定的术前使用抗生素   头孢唑啉   □ 1克   □ 2克   □ 万古霉素 1克   静脉输液

其他 [　　]

列出所有的过敏药物 [　　　]

DV T PROPHY LAXIS

□ 放置压缩装置的外科医疗改善项目协议   □ 血管脉冲连续加压装置   □ 压缩装置用的齐膝高长袜   □ 压缩装置用的大腿长的长袜

□ 不使用深静脉血栓预防压缩装置

MEDI CA L CONSU LTS

□ 住院医生

□ 心脏间隙咨询：预定日程 [　　]

□ 其他咨询：医生姓名 [　　]

医生签字

打印姓名 [　　]   患者标签

当前日期 [　　]   签订日期 [　　]

图 8   医生标准医嘱

2. 提出标准医嘱，并回答有关"改变"的问题：

a. 改变是什么？

b. 为什么改变是必需的？

c. 对参与各方的好处是什么？（这对于不同的利益相关者是不同的）

3. 征求想法和/或反对意见。我们认为反对意见是好的。一旦反对意见得到解决，我们可以向前发展。

4. 麻醉实施的主任麻醉医师/指定的负责人创建标准麻醉需求。

5. 麻醉实施的主任麻醉医师/指定的负责人，让所有麻醉医师达成一致意见。

6. 批准试行所用的最终草案和标准医嘱，放到网上。

7. 选择第一轮和第二轮试点外科医生。

8. 与试点的外科医生会面并解释新系统、期望，以及与他们的办公室人员分享什么。

9. 与他们的办公室人员会面，培训他们新的表单和流程。

10. 用两周时间实施第一轮试点，并监控系统。每周给办公室打 2~3 次电话，看一下情况如何，以及他们是否有一些改善的想法。与麻醉医学主任每周检查 2~3 次，看看是否有患者因为缺失麻醉要求而没有准备好，根据需要改变表单。

11. 展开第二轮试点（与第一轮相同）。

12. 在系统的其他部分展开，必须单独完成；与"午餐和学习会"一起进行是行不通了。

应该为外科医生在表格上提供一个区域，用于必要时在标准医嘱上增加额外的医嘱（参见标准医嘱形式）。由于很多外科医生专业已经有基于外科类型的术前标准医嘱，另一种选择是，允许他们选择使用他们的标准表格，配合使用新的"包含医疗许可的标准医嘱表格"。标准医嘱表格要让所有外科医生和他们的办公室人员都能方便获取，也包括组织内其他的表格（例如手术同意书、血液同意书等），这些都需要在患者进入手术室前完成。我们通常将表格放到网上，以便外科医生办公室人员可以看到实时更新的内容。

每一个外科医生办公室人员都需要接受新表格和必要流程步骤的培训，以使准备合理化。培训需要包括如何完成如下内容的标准：

1. 为外科手术患者打电话预约时间

2. 在为外科手术预定时间的时候，转接术前检查，预约术前检查时间

3. 简化需要发送文档的地方。发送的方式：扫描、传真，或电子邮件，将医嘱或同意书发给一个术前检查的工作位置

采取行动：在强制术前检查完全实施前，人们可能同时想要简化术前检查区域的流程。考虑一个精益计划，着眼于术前检查操作和基础设施，使其方便客户享受服务（ETDBW）。术前检查必须有为他们的患者提供高质量服务水平的能力。如果没有，患者将向他们的外科医生的办公室抱怨，然后外科医生将不再希望参与到如上所述的新的术前检查流程中。

关键因素

如果术前检查部门内没有足够的空间或人员去满足项目的要

求，管理层可能决定：加快对医生办公室人员进行新流程培训和"推广"的"节奏"，以确保诊室有能力满足他们的客户（医生办公室）的需求。团队应该与临床操作期间所需的辅助支持服务紧密合作，以确保化验室和放射科等可以满足新的客户需求。

标准医嘱的推广——一般的精益项目系统实施注意事项

医生接受和采用

通常，人们在外科服务上考虑精益活动的时候，很重要的一点是鼓励医生负责人主导这个活动。这个团队可能是组织中一个已经存在的委员会，或者是一个为了监督外科手术服务运作新建立的委员会。无论是考虑一个已经存在的委员会，还是一个新建立的组织，建议委员会的成员要包括来自各大外科分支的代表、管理层代表、麻醉科代表，以及外科负责人代表。委员会决定应该实施哪些项目，评估进展，扫除障碍，并制定与项目相关的"外科医生"决定。例如，委员会应该审核包括医疗许可的新标准医嘱。我们发现，这有助于医生的变革管理，并可消除与医生相关的障碍，促进合规性。另外，也提供了一种精益团队的机制，获得来自客户角度的反馈，了解什么对客户是最重要的。

如何实施医生办公室部分

医生办公室培训

关键活动

- 选择试点外科医生办公室
- 培训和辅导流程中涉及的办公室人员
- 结果和完全实施

选择试点办公室

当实施标准医嘱的时候，最好找出 2 位——可能是 3 位——外科医生试点实施。第一个试点只要找到一位愿意尝试新的流程和活动的外科医生，思想开明，提供反馈，使其成功。此外，这有助于发现一位外科舞台上的非正式领导，一位受到尊重的，且当试点阶段完成后能够推动其他人采用新方法的外科医生。

一旦外科医生（们）同意试点，有必要与参与的医生、外科主任、麻醉主任或组长（以及其他识别出来的利益相关人）会面，说明新的流程，以及期望的行为和结果。

我们建立一个培训包，用于向办公室人员介绍新的流程，包括新标准医嘱表格的实际演练，贮存的位置，如何下载或在网上填写，以及将其提供给术前检查的程序。

术前检查的必要性

有必要向办公室人员说明患者准备对于他们外科医生的挑战及当前的统计数据。另外，重要的是要解释为什么患者的准备对于手术按时开始如此关键，以及对他们的好处（提升患者和外科医生的满意度，还有，他们可能会少接到一些电话，或者少做些返工，不需要总在最后时刻去获得可能已经丢失的结果）。

手术日期前至少 3～10 天（只要可能）安排术前检查的必要性

手术同一天检查的另一个障碍是化验结果和 X 射线检查的及时性或者结果报告的交付时间；另外，一些组织已经表示，手术当天检查费用的报销是有挑战的。提前三天及以上的争论点是，如此一来提供了一个缓冲时间，有时间处理检查情况（化验和放射检查），审核结果，实施纠正措施，或者额外所需的检查。手术当天前完成术前检查创造了一种轻松的氛围，在手术之前与患者面谈并确定是否会出现其他并发症。患者常常不确定他们外科医生的名字，甚至完全不理解他们正在考虑的手术的情况。

术前检查可以减少那些如果没有被识别和解决，可能会导致手术当天手术取消的潜在问题。手术当天取消手术，对那些在心理上和后勤上已经做好手术准备的患者和家属而言，会产生严重的消极影响。另外，当天取消手术也会打乱外科的日程，并影响员工、麻醉医师以及其他患者。

与外科医生办公室合作的通常出发点如下：

- 同意书需要在外科医生办公室签署
- 提供传真和反馈的联系电话
- 同意由办公室人员将他们的患者送到术前检查，之后术前检查将替他们照顾好一切
- 如果办公室将他们的患者送到外部的术前检查提供者那里，例如内科医生或者家庭医生、独立的化验室或放射科中心等，那么医生办公室负责传达所有的报告，并且"打包"发给

术前检查

● 解释如何处理"所有异常"的流程

精益的术前检查模式

术前检查的精益活动应该利用下列工具：价值流图、基线测量指标和照片、5 个为什么、产品加工流（TIPS）分析，全面作业分析（FWA），布局评审，能力和员工配置分析，以及日程安排。很多时候，根据考虑了预测和均衡工作量需求后所制定的标准作业和人员配置计划（"按照需求安排人员"），来重新布局。我们发现，一旦实施了标准医嘱，对术前检查的需求就将会增加。值得注意的是，术前检查实际上就是检查，因此是一个不增值的活动。最终的目标应该是消除或最小化术前检查标准的数量及所需的时间。

术前检查的基础设施

当我们与术前检查一起工作的时候，我们的目标是开展两个并行的项目。一个项目是实施标准医嘱的改善活动，包括表格的开发、医生的培训和试点实施，另一个是改善术前检查诊室的流动和效率。

必须在实施强制术前检查之前，先优化术前检查的基础设施。节拍时间告诉我们需要多少房间满足看护患者的要求。产品加工流（PPF）和点到点图有利于确定整个病房的布局和工作流。产品加工流将帮助确定抽血和心电图检查（EKGs）的位置和时间。全面作业分析将帮助确定增值的步骤、工作台设计，以及放打印机、传真机和其他设备的位置。全面作业分析（FWA）将显示总工时（TLT）；总工时除以节拍时间，可以确定需要多少名员工。您要知道，可能术前检查的患者数量当前比较少，但当采用了标准医嘱和强制术前检查后，需求将会增加。与所需房间和员工相关的预期增长，对于满足客户需求至关重要，必须在新布局中考虑到。可能需要做个客户调查，以确定诊室运作的最佳时间（小时或天），以最大限度地提升患者满意度。

我们已经找到了很多术前检查的模式。每一种都有赞成者和反对者，会受到很多变量的影响。迄今为止，我们已经识别出下列不同的术前检查模式：

1. 外科医生在办公室完成部分术前检查（患者，有时是结果，没有送到术前检查区域）。

2. 家庭医生或内科医生完成术前检查（由外科医生推荐，没有送往医院的术前检查诊室）。

3. 患者驱动流程（外科医生给患者提供医嘱，患者决定去哪里做检查）。

4. 由术前检查诊室的护士通过电话（无需到场）完成术前检查，确定哪例患者需要去看麻醉医师，并为其他人预约手术。

5. 外科医生办公室安排所有患者去医院的术前检查诊室，那里的流程是：

6. 术前检查的护士完成术前检查访谈，执行标准的医嘱，跟踪结果，根据需要，与外科医生或医生沟通。

7. 接到术前检查护士的电话，然后到术前检查诊室

（护士）。

8. 将护士访谈和麻醉护士的筛选合并。

9. 麻醉科（医生）在术前检查（或他们的办公室）筛选患者，护士在术前检查访谈。

10. 住院医生在术前检查诊室筛选患者，护士访谈。使用这种模式的医院非常信赖这种模式。他们将告诉您，护士并非医生。另外，住院医生可以完成手术所需的病史和健康体检（H&P）和同意书。

11. 在术前检查领域的医生助手（PA）或者高级注册护士（ARNP）筛选患者，护士完成访谈。

12. 上述内容的一些组合。

我们已经看到采用了标准化流程的术前检查诊室所取得的成功。另外，根据与麻醉团队和住院医生的合同，在术前检查区域设置医生的模式可能对很多组织来说成本过高。如果一个医院有超过一个住院医生团队也会变得复杂。术前检查模式受诊室的医生（麻醉医生、住院医生等）所提供服务的收费能力的影响。可能有些人不愿意将患者推荐给术前检查诊室的住院医生团队，这取决于外科医生与当地家庭医生、内科医生的关系。其他的问题是，谁是"主治的"医生或入院医生。有时候，如果住院医生变成"主治的"医生，住院医生模式是非常有效的。他们负责照顾患者，报销对患者的护理费用，使外科医生有时间做更多大手术。正如所讨论的，标准医嘱和术前检查的最终目标是确保患者在手术当天做好准备，使手术不会被取消或另行安排。

"手术准备流程"的传统流程和问题

流程始于患者同意手术。外科医生开始写医嘱，然后很多时候，办公室人员通常会给患者提供一个打包的信息，包括患者可期待什么。办公室人员可能会在此时告诉患者，或者通知患者，他们将会收到手术日期和时间的通知。他们可能告诉患者打电话预约术前检查，或者为患者安排好时间，或者在手术前完成术前检查（取决于外科手术的时间以及现有术前检查模式和流程）。

术前检查电话流程

有一些术前检查模式必须首先进行电话沟通，但绝大部分与现场检查相结合。一旦术前检查护士能够联系到患者，他/她就将完成常规的评估，并将患者信息录入到计算机。这有助于节省患者在诊室所花费的时间，并深入了解病史。如果确定患者有复杂的医疗风险，手术可能会被延误或取消，患者将被要求完成术前检查流程和医疗许可。很多术前检查管理层希望所有患者到现场，以确保他们正确地做好准备。大多数人都可以这么说，"电话和'实际检查'是不一样的"。

术前检查患者访谈

在访谈期间，护士将患者信息录入到外科信息系统。一些医院仅收集手头的资料，用于做决策。另一些医院利用这个工具触发术后护理咨询。这对于患者和医院都是很好的。

术前检查模式——患者到访

当患者去做术前检查的时候，他们通常会要求患者签到，有人负责要求患者签到，并填写所有可能会遗漏的表格（图9）。

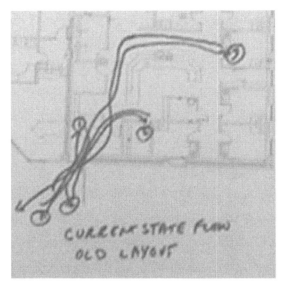

图9　患者流简图

　　有时候，患者被要求登记保险信息和收取分摊费用的方式，以便核实。然后，患者被带回到等候的房间等待护士。护士检查患者的生命体征，填写护理评估（如果他们有），完成其他检查结果和 X 射线（根据需要）的医嘱，为手术当天提供指导。有时候，抽血医生来到房间抽血和/或做心电图检查（EKG）。护士接着完成流程，确保同意书是合规且签了字的。这之后，根据模式，患者可能要去找麻醉护士、医生，或者负责审核患者信息的任何医护员工。他们可能会对患者进行检查，决定他们是否满足所有标准。如果有必要，他或她可能需要预约一个额外的化验检查（抽血或心电图检查）或者联系外科医生。

通常会遇到的问题

- 护士的生产力低

- 管理层认为他们需要更多的房间

- 到处都是表格

- 部门里的患者病历档案分批处理

- 患者等待时间过长

- 流程中的术前检查的交付时间（LOS）长

- 不同来源的纸面文件很难整合到一起。我看到一个流程，需要6~8位护士整合，他们分别来自医务室、独立化验室、医生办公室等用于外科手术的文件，需要几天到几个月的时间

- 术前患者病历档案的完成比例非常低

- 患者抵达的时候，医嘱可能在也可能不在患者病历档案中

- 术前的直通率（FPY）低

- 没有标准医嘱可以遵守（所有外科医生）

X 医院术前检查的经验结果已被证明

基于财务的决策，是关闭一个毗邻主要院区的日间手术点的一个小的术前检查部门。这个部门有3位护士，平均每天有13~17例患者。主要院区术前检查诊室有能力接收这些额外的患者，无需增加医护员工。3位护士将被重新安排在医院里的其他岗位。另外，这个诊室增加了38%的患者量，每位护士增加了19.4%的患者，通过执行严格的标准，将患者病历档案按时完成比例从36%提升到70%。当这个信息传到部门秘书那里的时候，他们容光焕发，并说道："我们将不断提高?!"这个诊室

已经消除了几乎所有的加班。另外，通过改善信息流和患者病历档案的组合方式，他们可以提前两周甚至更长时间完成患者病历档案，过去取第二天要用的患者病历档案都非常难。每个人都更喜欢全新的系统。

均衡工作量的日程

X医院在部门人员配置上有困难，患者感觉等待时间长。通过分析发现，人员安排与需求不匹配，同时患者到达的时间差异大。日程安排由手术控制，而不是术前检查部门。我们将日程的控制权转移到术前检查部门，从而让他们自己控制自己的命运。我们所做的第一件事是均衡预约的工作量。这叫作平准化（图10）。因为软件是按照手术室而不是按照小时安排日程的，所以软件无疑是在被"欺骗"的情况下完成的日程安排。

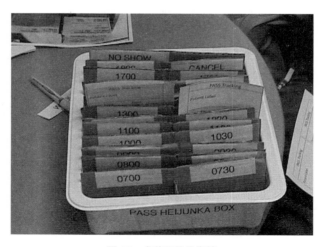

图10　术前预约均衡箱

一旦我们实施了平准化系统，需求按照小时平均，护士可以很容易管理需求。护士们开心多了，沮丧少了。接着我们对登记实施了可视化控制（图11），以便他们总能知道谁在哪个登记处，下一个工作地点在哪里。然后我们对流程中已经掌握了周期时间的地方实施了平准化周期时间卡（表5），每天将周期时间实时记录到电子表格中。建立了一个每日小时记录表，每间屋子都有一个进出信封，信封中是平准化周期时间卡（图12）。现在我们随时知道谁在哪间屋子里。护士长现在有了管理和改善系统的工具（表6）。

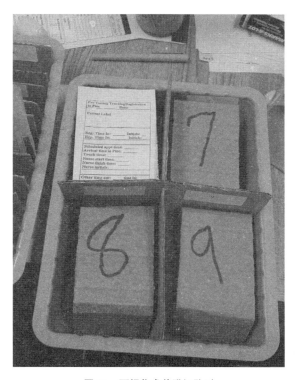

图11　可视化术前登记队列

表5 平准化周期时间（CT）卡

术前检查临时医嘱					
患者标签					
预约时间：					
周期类型：	主医院外科	牙科	里奥兰考外科中心	胃肠	凯斯曼外科中心
化验 心电图 胸部 X 光片 验尿					
到达：					
登记开始：			结束：		
医嘱开始：			结束：		
进入房间：					
护士开始：			结束：		
麻醉医师进入房间：			离开：		
进入抽血/心电图检查房间：			离开：		
护士姓名：					
备注：					

B 医院——标准作业——围绕在术前检查诊室导入员工标准作业的思考和讨论

作为精益活动的一部分，在术前检查区域为护士每日工作的情况录制视频。护士所做的每一步都被记录下来，创建一个全面作业分析（FWA）表格。我们与两位代理护士长（在精益团队中）私下开了个会，通过全面作业分析表格回顾了他们视

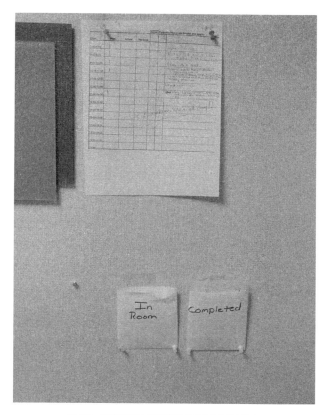

图 12　可视化的术前检查每日小时记录表

频当中的每一步，并就他们要建立的新标准作业和操作顺序达成一致。我们创建了一个工作分解表（JBS）。当问他们对这个过程的想法的时候，他们很惊讶，他们在每一次患者访谈中的表现如此不同。他们以不同的顺序做事情，问不同的问题，有时候，必须问的问题一个没问。标准作业概念导入到整个部门是在一个下午的集体会议上，我们在那里回顾"改善提案板"。这个会议每周举行一次，是精益活动的一部分，目标是开一个

表6 抽血护士的时间记录（批量抽血）

日期\数据	平均登记周期时间	平均登记等待时间	平均医嘱周期时间	平均医嘱录入延迟时间	平均诊室等待时间	平均患者在诊室周期时间	平均护理周期时间	平均麻醉周期时间	平均麻醉等待时间	平均抽血/心电图等待时间	平均抽血/心电图周期时间	平均住院日交付时间
3月19日	0：04	0：03	0：02	0：06	0：16	0：28	0：32	0：05	0：03	0：04	0：09	1：10
3月20日	0：04	0：09	0：01	0：04	0：17	0：28	0：32	0：05	0：04	0：04	0：10	1：18
3月24日	0：04	0：06	0：01	0：02	0：15	0：31	0：33	0：04	0：03	0：04	0：09	1：17
3月25日	0：04	0：03	0：03	0：04	0：15	0：32	0：35	0：05	0：04	0：06	0：07	1：17
3月26日	0：03	0：04	0：03	0：05	0：21	0：31	0：33	0：05	0：01	0：20	0：08	1：13
3月27日	0：03	0：08	0：02	0：03	0：18	0：32	0：35	0：05	0：06	0：33	0：09	1：23
3月30日	0：05	0：05	0：03	0：04	0：22	0：36	0：41	0：05	0：04	0：05	0：08	1：29
总　计	0：04	0：05	0：02	0：04	0：18	0：31	0：34	0：05	0：04	0：12	0：09	1：19

10 分钟的"站立"会议。我们解释了标准作业的好处，以及它如何有助于确保患者护理的质量。可以想象，我们遇到了一些阻力，收到了一些反对意见，例如：

- "我们已经接受了独立完成护理的培训，现在您想告诉我们该做什么！"
- "我们的从业执照现在岌岌可危，因为您并不是一名护士，您不理解。"
- "如果您让我们用相同的方法做每件事，我们会忘了怎么做，质量将会打折扣！"
- "您不关心患者；您只是希望我们像机器人一样工作。"
- "从多年的经验中学到，护理是一种艺术。它不是科学。"

在员工发泄完他们的担忧后，说明医院里的许多流程都被破坏了，这是医院经常通不过审核的原因。我们患者的安全和幸福的风险，应在我们制定决策的时候被放在首要位置。当每个人执行同一个流程的方法都不同的时候，有多大的机会使每例患者都得到同样高质量的护理？您如何测量它？您不能，因为每个人的做法都是不同的。当每个人的做法都不同的时候，您不能全面地实施改善。很多时候，很多流程并没有被写下来。每个人是由不同的护士培训的，不同的护士有不同的知识，并且对如何做事情有不同的看法。在这种环境下，质量如何更好？

我们解释到，当每个人以不同方法完成任务的时候，实际上是非常危险的，最近有一个案例，一位护士绕过协议（床位管理），使得患者完全迷失在这个系统中。

目标并非要改变护士所做的，而是使其结构化，以便每例患者享受到同样的必要标准以及高质量的护理。我们必须文件化流程，并改善流程（而不再依靠人）以能够：

- 培训新人
- 有能力审核流程
- 通过审核，并且在审核结果中包括变更
- 为新员工建立视频（根据标准的流程）
- 流程中所有的护士，实现一致的作业时间和质量期望
- 任何时候，无论是哪位护士服务，都知道患者在流程中走了多远
- 让工作更加容易
- 强调流程中的变化，鼓励不间断的持续改善

我们告诉护士们我们以前已经做过很多次了。然后我们发放了两位护士长所做的日常任务的工作分解表的"稻草人"图例（图 13）。所有护士可以用一周的时间回顾，看看是否有他们希望修改的地方。部门里的怨言和留言持续蔓延了一周，我们被告知，士气大大下降。这在精益活动中是肯定会发生的，因为这是正常的变革的阻力。我们带护士走过建议改变的地方，讨论为什么要做这个，对他们有怎样的影响，以及如果他们改变，对他们有什么好处。我们也解释了标准作业并非一成不变，期望是能持续改善它。一周后，"重大"的晚上到来了。在诊室下班后，我们与员工开了会。我们给护士们播放了一部关于花时间在流程之外的电影。电影播放后，该区域的管理者询问了这部电影的内容，并告诉每一位员工，精益有助于为患者提供

护士标准作业

区域	总工时	可用时间 分钟	每日需求	节拍时间(分钟)
术前检查	2,842	700	42	17

	1	3	4	5	6
人数					
节拍时间	2842	947	710	568	474
小时产出	1	4	5	6	8
每日产出	15	44	59	74	89

区域布局和行走路线 ▮

标准作业区域：外科术前检查临床区域

作业步骤#	护士工作描述（他们做什么）	关键点和质量注释（他们如何做）	关键点及重要的原因	最短时间（秒）	最长时间（秒）	平均时间（秒）	累计平均时间/秒
1	拿起患者资料，走到候诊间，或到大厅找患者	如果没有有到院院检查的患者，一旦这位患者到达诊室或患者，就致电给该患者，而保这患者有患者，登记以该位患者的分配（登记以该位患者在这里），并将患者带到大厅	我们的首要任务是给到院院检查的患者继续检查。然后最快地给还没有到的患者办理，电话沟通该患者事情要完成，也就是好的完成。	120	160	140	140
2	检查资料，空字单核，同患者档案 走患者边把备患者的档案	检查每一位患者的空字单核、房间重置、粘贴标签	我们不想让患者等待而让档案者拿到所有档案，也许会沟认今我们想略了他们	60	120	90	141.5
3	如有必要，去找患者，帮助照顾处理那些需要帮助的患者，然后向患者介绍自己，并解释流程。	参见脚本。	遵循脚本是非常重要的，特别是在处理一般有确定的患者的时候	60	80	70	142.7
4	登陆 PICS 和 HOM系统，在电脑中找到患者，首先要进入 HOM系统	参见脚本。	让患者知道我们会重复这一些我才能尽快问过的信息	60	60	60	143.7
5	开始核对患者的档案	确认出生日期和使用日期，并同患者确认无误，患者是否签了同意书，粘贴所在况，准备床单和被褥，并开始粘贴的档案		300	300	300	148.7
6	查询患者档案中的药物信息，然后在 HOM 中记录药物，过敏，高度，体重，净几床档案中最后的打印			300	300	300	153.7

图13 护士工作分解表标准作业

最好的护理，并确保患者病历档案及患者本人都为手术做好准备。

我们将会议交给两位护士长主持，他们一步一步地回顾了标准作业中的所有活动。下边列出了回顾是如何开始的。护士长说：

第一步——拿到患者的病历档案

"大家是否同意？"护士长问，谁害怕这个练习。在场的 11 个人都同意！好的，只剩下 39 个了。

第二步——向患者介绍您自己

大家是否同意？会议前已经制定了会议的规则，每次一人发言。但是，没持续多久。一位护士询问关于准备患者病历档案的问题。"我们必须在签名页上签字，填写同意书……"另一位护士说："我只是告诉患者我正在做什么，这不是问题。"第一位护士说："当我做这些的时候，患者认为我忽视了他们，提出意见。"

然后我问其他护士的想法，他们都开始分享他们的想法和感受，有些人的反应更激烈。当我们完成的时候，我们增加了一个新的步骤 2，与患者进入房间前准备好患者的病历档案。

第三步——检查患者的生命体征

一位护士说，她在计算机正在加载程序的时候，立刻去检查患者的生命体征。另一位护士在十个步骤之后去检查患者的生命体征，又一位护士在将近结束的时候检查患者的生命体征，还有一位护士在结束的时候才检查患者的生命体征。作为引导者，我请每位护士说出他们选择不同时间检查患者生命体征的原因。一位护士答道，她倾向于最后检查患者的生命体征是因为她发现，当她立刻去检查患者的生命体征的时候，有些患者非常紧张，以至于她不得不稍后再量一次血压。所以在流程最后检查患者的生命体征，患者会更加放松，他们的血压会平稳，读数会较为正常。经过很多讨论后，我们决定将检查患者的生命体征挪到流程的最后。

注意： 这样一直进行下去，所有人都发现，他们做相同工作的时候有非常大的不同，每个人都有不同的方法，很多次漏掉重要的问题，另外一些人问了一些没必要的问题。在一个案例中，一位护士认为如果她没有询问每一个单独的下拉框中的问题，她的工作和从业执照就不保了，而不管患者是如何回答问题的。该系统的设计是这样的，如果患者对一个问题回答"不"，将继续下一个问题，而不是对他们已经回答"不"的内容，继续追问患者是否有下拉框中十项内容的每一项。现在就明白了为什么这位护士的面谈时间最长，有时候一个流程超过一个半小时，而平均时间是 25~30 分钟。这位护士觉得我们降低了标准，是不周密的。其他护士非常友好地给她解释，系统是如何设计的，只要恰当地记录下患者的回答，我们仍然保持了高水平的质量，这并不会危及她的从业执照。一个小时之后，我们看了一半文件，今晚休会。我们安排了另一次"电影"之夜，以完成这项标准作业的练习。

精益术前检查改善的多角度经验教训和想法

- 开展标准作业，该标准作业是经过协商一致同意的
- 标准作业必须体现"质量第一，速度会到来"的箴言

- 在每个房间外建立可视化提示，以追踪患者到访情况
- 护士无需经常在不同的计算机上登录和退出
- 建立一个新的患者病历档案流程，护士可以跟踪和完成他们患者的档案

以前，护士要奔走于患者之间，从一个房间走到另一个房间，必须将患者的病历档案给护士长，确保它们集中起来不丢失。所以，"系统"建立了一个流程，这个流程中，护士长必须跟进和完成每一例患者病历档案。没时间监督或查看流程。新的流程解放了主管，使其从事持续的改善工作。

- 每天安排一位护士在一个特定的房间——好处：
  - 有一个地方放个人物品。
  - 通过给化验、心电图检查（EKG）和检查患者的生命体征建立独立的房间，我们可以把每个房间中的六个"不友好的"检查床位替换成躺椅。我们也取消了作为瓶颈的访谈房间，可以护理更多的患者。这腾出了几台电脑，消除了护士站的很多聚集（和社交）。
- 标准化的房间——给每项工作指定一个负责人，并且需要每个人参与。结果：每个护士得到一个独立的打印机，在每天和每年所浪费的操作步骤上节省了钱，使跟踪医嘱和完成患者病历档案更容易。
- 给所有的护士打电话，而不是由一位护士接听电话。
- 建立标准医嘱：正如一位医生所说，"现在早上5：30，我在家或在前往医院的路上不需要接电话了。"
  - 解释标准医嘱表格的用法，其目标是在麻醉筛选前消

除错误。

- 标准化医疗许可所需的术前医嘱表格。这个表格需要设计简单的复选框，规定必要的筛选。这个表格也提供附加咨询的地方，外科医生或办公室人员可以填写或完成。有地方给外科医生增加检查、医嘱或者他们认为有必要的咨询。再说一遍，某些情况下，这个表格可以被几十种现有的外科医生用的表格取代，或结合在一起用。

● 在医生办公室，识别出下列内容：
  - 需要在医生办公室签署同意书。
  - 建立、提供传真和反馈的联系电话。
  - 办公室需要同意，如果他们将患者送到术前检查，术前检查将替他们照顾一切。
  - 如果他们将患者送到家庭医生、单独的化验室，或者放射检查中心处等，那么医生办公室将负责传达所有报告，并打包提供给术前检查区域。
  - 应该对如何处理任何"异常"做出说明。
  - 在就医期间，提供提问的机会和常见问题表（FAQ）。

结果： 医院 1 在一篇文章中讲述了他们实施的精益原则，医院 2 和 3 利用我们在书中推荐的精益系统实施方法（表7）。可以清楚地看到，BASICS 方法带来了生产力的巨大提升。到目前为止，每次实施都保持或改善了质量。

术前检查模型计算
图 14 是术前检查区域价值流案例中流程框的例子。

表7 三家不同的医院在术前检查部门实施精益后的成果

	大厅患者	电话访谈	总计	护士人数	办事员人数	技术员人数	总人数	工作日	工作小时数（假定每周40小时）	每位患者的护理小时数	每位患者的总工时	每位护士每日护理患者的总人数	全职员工总人数	每位全职员工可用时间的支付小时数	备注
医院#1	UK	UK	13,000	22	2	6	30	250	45760	3.52	4.80	1.73	UK	UK	没有护士长的数据
医院#2	10,534	3,962	14,496	11	3	2	16	250	22880	1.58	2.30	3.62	UK	UK	秘书兼做日程安排
医院#3	12,314	6,376	18,690	9.9	3	2	14.9	250	20592	1.10	1.66	5.02	14.80	1.65	不包括护士长。11位护士，但是仅有9.9FTE。实际生产力是1.39或更低

注释：医院#1 在某刊物上报告了，其流程与医院#2 和医院#3 相比，已经简化过了，已经实施了精益系统。

UK=不知道

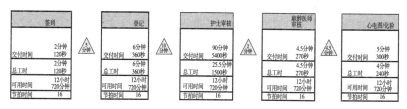

图 14　术前检查诊室 VSM（价值流图）基线

　　考虑到这个部门的业务模式，我们不得不分阶段实施。我们从平均每日需求（ADD）45 例患者开始。

可用时间＝12 小时或 720 分钟（诊室从早上 5：00 到下午 5：00）

客户每日平均需求＝45 例患者

　　我们用可用时间（12 小时）和每天 45 例患者的客户需求计算节拍时间。平均的节拍时间是：

$$720÷45＝每例患者 16 分钟$$

　　这意味着，我们必须设计一个系统，这个系统平均每 16 分钟有一例患者进出。使用护士回顾的流程中的第三步的样例框，我们可以得出所需的房间数及所需人数。

　　如果我们有节拍时间，我们用公式交付时间（LOS）÷节拍时间＝房间数量：

$$90 分钟÷16 分钟＝5.63 个房间$$

总工时（TLT）÷节拍时间＝所需人数

$$25.5 分钟÷16 分钟＝1.59 \text{ FTEs}$$

假设所有员工的工作负荷都非常均衡，参见表8。

表8 术前检查价值流图（VSM）数据框

护士回顾	
提供的数据	
住院日	90 分钟 5400 秒
总劳动时间	25. 5 分钟 1530 秒
可用时间	12 小时 720 分钟
计算的数据	
节拍时间	16
房间数量	5. 6 或 6
全职人力工时	1. 59

第三部分术前

在做未来价值流图（post-VSM）时识别了一个改善机会去改善术前区域（图15）。首先，对几例患者的整个流程进行了跟进。决定根据患者治疗的时间长短来对患者进行分类。选择了整形外科、一般外科和心血管外科专业。对护士、技术员和每个技能类型的医生进行视频，然后和被拍摄的人一起，对每个视频进行分析，结果如下。

产品加工流（PPF）分析提供了周期时间或每个流程步骤的交付时间（LOS）。全面作业分析显示，护理每例患者的总工时（TLT）是60分钟。为几位术前护士拍摄了视频，他们照顾的是不同疼痛敏锐度的患者。在对视频进行分析的过程中，我们要求员工写下每个步骤，确定是否有问题，识别问题，提出可以改善的想法。在和员工回顾视频的过程中，罗列出想法的清单。

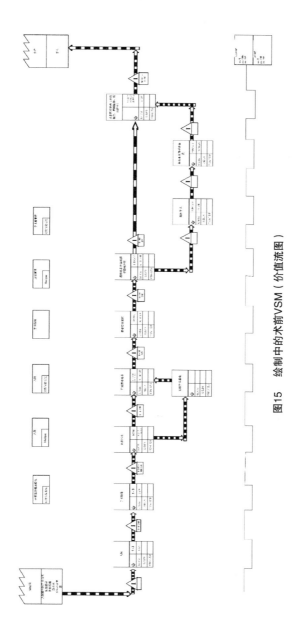

图 15 绘制中的术前 VSM（价值流图）

想法板

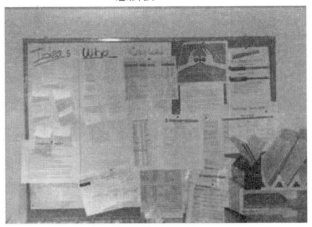

图 16　术前部门改善提案板

- 使用点物料和供应品
- 物料位于不同区域（员工过多的走动）
- 利多卡因没有冷藏
- 静脉注射（IV）推车需要重新安排位置，以便更容易取放
- 标准化床边的供应品
- 静脉注射（IV）袋更容易拿取
- 流动——考虑团队合作的方式和非团队合作方式的对比
- 为任务确定适当的技能级别
- 需要标准作业（作业标准化）
- 由手术室护士长触发术前，拉动下一例患者
- 翻转室（影响是什么，是积极的还是消极的呢?）
- 释放贮存空间（对区域做 5S）

- 手术前一晚针对"异常情况"回顾患者病历档案，抽血、核磁共振（MRI）、CT

- 在位于外科附近的咨询室提前完成外科医生咨询

- 需要神经阻滞室的位置

- 建立电话快速拨号

- 将里卡多因和静脉滞留针放到更容易拿取的位置

- 术前检查填写同意书

- 为物品单上添加复选框

- 打印过敏贴纸

- 组合底部带有标准过敏部分的贴纸

- 术前检查在患者病历档案前面填写过敏、体重、接触

- 在等候区填写所带物品清单

- 减少床边供应品，将供应品合并到床边的手推车上，使供应品保持最低存货水平

- 在每天结束的时候为所有患者补充里多卡因

- 床边推车可以放所有供应品（像PACU）

- 手持式抽血打印机扫描仪

- 移动心电图（ECG）设备

- 带患者长袍的衣服担架

术前时间研究

因为在术前没有很多的变化，没有电脑工具跟踪周期时间，我们手工记录了几周的周期时间（图17）。慢慢地，我们发现他们平衡了每位护士和每位技术员的周期时间。时间研究的结果让我们可以建立一个预测的模型（图18）。这个模型可以根

据每小时或每天早上或每天患者和员工的到达时间执行"假设分析"。如果某些人生病请假，我们可以预测我们的完成时间，并采取必要措施。

在术前采用小组护理的好处

有几位术前护士建议采用小组护理的方法，他们以前在其他医院这样工作过。该区域的经理起初反对这个方法。我们决定建立标准作业，我们选定一位"亲自动手的"护士和一位"不动手的"护士。"亲自动手的"护士执行所有需要与患者接触的步骤，例如静脉注射（IV），"不动手的"护士负责计算机系统和纸面文件，包括同意书。这个小组护理系统非常成功，将周期时间从51分钟降低到21分钟。同时，总的人工时间仅节省了9分钟，因为护士在团队中工作，这给了技术员服务患者的时间，周期时间进一步降低到19分钟。过去，技术员需要花很多时间四处徘徊寻找提供帮助的方法，但因为现在每位护士护理一例患者，他们没有什么事情可做。小组护士的好处是：

● 适合任务的技术水平——技术员可以照看患者，现在是100%的效率，过去是50%的效率

● 患者很快完成术前护理，过去很多患者进行术前护理但都没有完成

● 小组护理效率比单个护士护理效率提升20%～25%

● 90%～100%患者大部分时间可以在早上7：15之前完成护理

● 不再麻醉中断，所以麻醉阻滞更快

日期：	房间	手术时间	患者抵达	技术员开始准备	技术员准备完成	技术员进入	技术员离开	技术员周期时间	护士1开始准备	护士1结束准备	护士1进入	护士1离开	护士1周期时间	护士2开始准备	护士2准备完成	护士2进入	护士2离开	护士2周期时间	患者的总周期时间	总工时	麻醉医师进入	外科医生进入	患者抵达外科手室	护士团队	技术员姓名	备注
患者1号	B	7:30	5:45	6:01	6:07	6:08	6:12	0:11	5:48	5:48	5:59	6:03	0:15	5:59	5:59	5:59	6:03	0:04	0:20	0:24						
患者2号	C	7:30	5:45	5:46	5:50	5:46	6:05	0:19	6:05	6:11	6:12	6:17	0:12	6:05	6:12	6:12	6:17	0:12	0:31	0:43						
患者3号	H	7:30	5:48	6:23	6:23	6:24	6:27	0:04	5:48	5:48	5:48	6:01	0:13	5:48	5:48	5:48	6:01	0:13	0:17	0:30						
患者4号	PACU 16	7:30	5:54						5:54			7:00	1:06						1:06	1:06						
患者5号	PACU 21	7:30	5:48						5:48			7:00	1:12						1:12	1:12						
患者6号	PACU 22	7:30	6:27						6:27			7:00	0:33						0:33	0:33						
患者7号	D	7:30	6:06	6:08		6:08	6:23	0:15	6:22	6:22	6:22	6:32	0:10	6:22	6:22	6:22	6:32	0:10	0:25	0:35						
患者8号	E	7:30	7:13	7:12	7:19	7:19	7:25	0:13																		
患者9号	A	7:30	6:10	6:12		6:12	6:23	0:11	6:08	6:11	6:11	6:26	0:18						0:29	0:29						
患者10号	G	7:30	6:06	6:24	6:25	6:25	6:27	0:03	6:19	6:26	6:27	6:43	0:24	6:19	6:26	6:27	6:43	0:24	0:27	0:51	6:56					
患者11号	PACU 17	7:30	6:46	6:50	7:07	7:07	7:12	0:22	6:27	6:32	7:10	7:10	0:43						1:05	1:05						
患者12号	I	7:30		6:28	6:32	6:33	6:46	0:18	6:47	6:53	6:54	7:00	0:13	6:47	6:53	6:54	7:00	0:13	0:31	0:44						
患者13号	F(floor)		6:30	6:27	6:31	6:32	6:33	0:06	6:33	6:33	6:33	6:48	0:15	6:33	6:33	6:33	6:48	0:15	0:21	0:36						
患者14号	B		7:35	7:35	7:35	7:35	7:43	0:08	7:52	7:55	7:56	8:01	0:09	7:52	7:55	7:56	8:01	0:09	0:17	0:26						
患者15号	D		7:56	7:57	8:00	8:00	8:14	0:17	8:05	8:05	8:05	8:21	0:16						0:33	0:33						
患者16号	J		7:35	8:19	8:19	8:19	8:25	0:06	8:18	8:25	8:35	8:43	0:25	8:18	8:25	8:35	8:43	0:25	0:31	0:56						
患者17号	I			7:56	7:56	7:56	8:07	0:11	8:02	8:04	8:04	8:13	0:11	8:02	8:04	8:04	8:13	0:11	0:22	0:33						
患者18号	G		7:43	7:48	7:48	7:48	8:05	0:17	7:50	7:57	7:58	8:27	0:37	7:50	7:57	7:58	8:27	0:37	0:54	1:31			9:56			
患者19号	H		8:17	8:30	8:33	8:47	8:47	0:17	8:30	8:53	8:54	9:09	0:39						0:56	0:56						
患者20号	A		7:45	7:46	7:47	7:48	7:55	0:09	7:45	7:56	7:56	8:06	0:21	7:45	7:56	7:56	8:06	0:21	0:30	0:51						
患者21号	F		8:20	8:21	8:26	8:26	8:35	0:14	8:26	8:35	8:35	8:45	0:19	8:26	8:35	8:35	8:45	0:19	0:33	0:52			9:39			
患者22号	C		8:47						8:52	8:56	8:56	9:08	0:16	8:52	8:53	8:53	9:05	0:13	0:14	0:27			9:50			
患者23号	A		8:56	8:56			9:07	0:11	8:56	9:08	9:08	9:35	0:39	8:56	9:08	9:08	9:35	0:39	0:50	1:29						
患者24号	E(floor)		9:07						9:37	9:37	9:37	9:50	0:13	9:37			9:50	0:13	0:13	0:26			10:30			
患者25号	I	10:40	9:15	9:18	9:29	9:29	9:36	0:18	9:29	9:36	9:36	9:52	0:23	9:29	9:36	9:36	10:13	0:44	0:51	1:35						
患者26号	F		9:48	9:41	9:48	9:48	9:54	0:13	9:48	9:54	9:54	10:02	0:14	9:48	10:02	10:04	10:39	0:51	0:45	1:36						
患者27号	J		9:43	9:44	9:51	9:51	9:58	0:14	9:44	9:57	9:57	10:06	0:22	9:44	9:57	9:57	10:06	0:22	0:36	0:58			10:45			
患者28号	D		10:10	10:16			10:24	0:08	10:12	10:21	10:25	10:55	0:43	10:12	10:21	10:25	10:55	0:43	0:51	1:34		11:24				
患者29号	B		10:59	10:59	11:02	11:02	11:22	0:23	11:22	11:37	11:37	11:47	0:25	11:22	11:37	11:37	11:47	0:25	0:48	1:13						
患者30号	G (Floor)		10:49	10:50	10:50	10:58	10:59	0:09	10:55	11:07	11:08	11:30	0:35	10:55	11:07	11:08	11:30	0:35	0:44	1:19						
患者31号	C		10:59	10:59	11:05	11:05	11:18	0:19	11:00	11:10	11:10	11:30	0:30	11:00	11:10	11:10	11:30	0:30	0:49	1:19						
患者32号	E								10:56	11:09	11:09	11:24	0:28	10:56	11:09	11:09	11:35	0:39	0:33	1:12						
1月26日																										
患者1号	G	7:30	5:46	5:47	5:56	5:56	6:02	0:15	5:53	6:01	6:01	6:16	0:23	6:02	6:02	6:02	6:16	0:14	0:33	0:47						
患者2号	A	7:30	5:47	6:03	6:08	6:08	6:14	0:11	6:16	6:20	6:20	6:24	0:08	6:16	6:16	6:16	6:24	0:08	0:19	0:27	7:10					
患者3号	B	7:30	5:55						6:09	6:10	6:10	6:24	0:15	6:09	6:10	6:10	6:24	0:15	0:15	0:30						
患者7号	E	7:30	6:04	6:15	6:18	6:18	6:23	0:08	6:26	6:29	6:29	6:35	0:09	6:26	6:29	6:29	6:35	0:09	0:17	0:26	7:09					
患者8号	C	7:30	6:04	6:09	6:19	6:19	6:38	0:29	6:11	6:36	6:36	6:53	0:42	6:36	6:36	6:36	6:53	0:17	0:58	1:15						
患者9号	F	7:30	6:12						6:24	6:40	6:40	6:40	0:16	6:24	6:24	6:24	6:40	0:16	0:16	0:32						
患者10号	I	7:30	6:14	6:27	6:32	6:32	6:40	0:13	6:33	6:38	6:38	6:46	0:13	6:33	6:41	6:41	6:46	0:13	0:26	0:39						

图17　术前时间研究：注意（姓名被隐去了）

图18 术前预测人员配置模型

Notes: Need to look at
when the shift ends
8 # nurses and techs
0.57 hours per nurse worked
705
76.86 minutes per patient

团队	每班次分钟数（可能是早上7:30开始的班次或可能是全天）周期时间	每班患者数	每班时数	护士	每班次患者数	每班次分钟数（可能是早上7:30开始的班次或可能是全天）周期时间	护士2	周期时间	每班次分钟数（可能是早上7:30开始的班次或可能是全天）	每班次患者数	每班次小时数	每班次患者数	总计周期时间	总计（转化成百分之一分钟）	患者/小时	系数	每班次小时数	每班次患者数	总工患者	总工时
团队1	0:14	60	1.00	4.29	3.16	0:19	1	0:19	60	1.00	3.16	0:33		33.00	3.16	2.00	1.00	3.16	0:53	2:48
团队2	0:14	60	1.00	4.29	3.16	0:19	1	0:19	60	1.00	3.16	0:19		33.00	3.16	2.00	1.00	3.16	0:53	2:48
团队3	0:00	60				0:21	1	0:21	60	1.00	2.86	0:21		21.00	2.86	2.00	1.00	2.86	0:42	2:02
	0:00	60				0:00	0	0:00	60	–	–	0:45		45.00		2.00	1.00	1.00	0:00	0:00
															9.17			9.17		7:40

60.00 Click Minutes

11.00 患者7:30开始，三个团队
13 患者7:30开始，三个团队和

团队.1 — 4.375
团队.2 — 8.75
团队.3 — 2
团队.4 — 2.25

33.00 平均里班时间利用率
33.00 改善点的团队平均使用时间
21.00 平均里时利用率
268.4210526 总手术时间

4.473684211

29.26 加到每个团队的总钟时间（减去4个团队）
6.54 加到每个团队的总钟时间，平均周期时间

5.77 节拍时间
3.58

7:15 AM		
10		
11	65.41	
12	71.95	
13	78.49	
14	85.03	总计不含技术员，总计所需时钟时间
15	91.57	不含技术员，总计所需时钟时间
16	98.11	不含技术员，总计所需时钟时间
17	104.66	不含技术员，总计所需时钟时间
18	111.20	不含技术员，总计所需时钟时间
	117.74	不含技术员所需时钟时间

第二轮手术开始
10台手术
9.17 每小时可能做的手术

技术员周期时间	护士与技术无技术员周期时间	周期时间技术员	周期时间护士
0:14	0:19	0:21	0:45

084

让我们在手术当天检查术前

X 医院有 60 例患者被安排手术，20% 来自病房（已经入院了），80% 或 48 例患者在手术当日抵达术前病房。根据历史情况，患者没有被要求为手术做任何术前检查或医疗许可评估；因此，通常患者的外科手术会因为等待化验结果或者潜在医学问题调查，而在手术当天被推迟。如此，外科医生要求他们的患者在早上 5：00~6：00 之间抵达术前区域，而不管他们的手术安排在什么时候（表 9）。术前病房挤满患者，结果很多手术被延误，因为护士要同时照顾当天晚些时候进行手术的患者，导致准备第一例外科手术的时候非常难。图 19 是每天早晨患者抵达术前病房的情况。

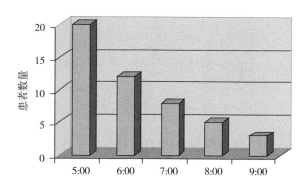

图 19 患者抵达术前区域的小时人数柱状图

表 9 患者抵达术前区域的小时人数

时间（上午）	患者数量
5：00	20
6：00	12
7：00	8
8：00	5

在术前病房的平均交付时间（ALOS）是 150 分钟；可用时间是 8 小时或 480 分钟。一例患者外科手术准备的总工时（TLT）是 65 分钟。假设第一例手术于早上 7：30 开始，我们让患者提前 2.5 小时抵达，我们可以计算出需要多少房间以及人工，考虑到患者目前是如何被"要求到达"的，患者要到早上 7：30 才能进手术室，我们要求第一波患者在早上 5：00 到。让我们确定一下节拍时间，节拍时间是：

可用时间从早上 5：00 到 7：30，150 分钟（2.5 小时）÷32 例患者（第一个 2.5 小时的客户需求，20+12）= 每例患者 4.7 分钟

我们使用公式交付时间（LOS）÷节拍时间=房间数量

150 分钟÷4.7 分钟=32 间房间

总工时（TLT）÷节拍时间=所需人数

65 分钟÷4.7 分钟=13.8 全职人力工时（FTE）

假定所有员工的工作量都是完全均衡的。外科服务部门做了一个价值流图（VSM），确定手术被取消是由于患者抵达时没有为手术"做好准备"。由此，我们启动了一个精益改善活动，如前所述，我们在手术当天患者抵达的"礼品包"中实施了一个令人瞩目的改善。如果假定我们现在将首批患者减少到 20 例，因为我们仅有 20 台手术室，影响将会是什么呢？

2.5 小时÷20 例患者=每例患者 7.5 分钟

我们使用公式交付时间（LOS）÷节拍时间 = 房间数量

150 分钟÷7.5 分钟 = 20 间房间

总工时（TLT）÷节拍时间 = 所需人数

65 分钟÷7.5 分钟 = 8.7 全职人力工时（FTE）

所需房间数有极大的减少，从 32 间降到 20 间，全职人力工时人数（FTE）也从 13.8 降低到 8.7。如果每位护士的平均工资是每小时 28 美元或每年 58,000 美元，约五个全职人工数量的减少将带来每年 290,000 美元的人力资源成本节省。

在术前病房的总工时（TLT）从 65 分钟减少到 40 分钟。外科医生同意让他们第一批手术患者提前 90 分钟到达，而不是他们过去要求的 150 分钟。再次使用可用时间，90 分钟，计算节拍时间：

1.5 小时÷20 例患者 = 每例患者 4.5 分钟。我们使用公式：交付时间（LOS）÷节拍时间 = 房间数量

90 分钟÷4.5 分钟 = 20 间房间

总工时（TLT）÷节拍时间 = 所需人数

40 分钟÷4.5 分钟 = 8.9 全职人力工时（FTE）

房间数量仍然是 20，所需全职人工数量为 9 名员工。每个全职人工节省了 60 分钟"病房监控"的时间，因为现在患者可以早上 6：00 到达，而不是早上 5：00。

在当天抵达的患者准备就绪后，为了实现按时开始，需要解决住院患者的准备问题。如果仅当天抵达的患者准备好，从病房来的患者"没有准备好"，与那些来自术前检查"礼品包"的患者的日程混合在一起，可能感觉不到整体的影响。

X 医院术前精益改善

在术前检查和术前实施了精益活动，消除了"浪费"，确定及标准化了清晰的"患者准备就绪的定义"，开展了标准作业。下一阶段是从住院患者的角度确定"手术准备"的意思是什么。住院患者手术延误的几个原因中，包括当手术需要患者的时候，医嘱没有完成。病房并不总能意识到患者手术被安排在什么时候，没有标准的术前检查清单。做了一些改善，包括给所有外科楼层病房建立标准化的术前检查清单，期望"按时"让患者为手术做好准备，标准化外科手术时间表的分配，包括位置和病房负责人，简化交接的沟通。流程的调整使得"准时开始第一台手术"的比例从50%提升到78%。要达到90%~100%，需要外科医生的主观意愿与日程安排之间的互动和协作。目标是首先"整理我们的房间"，意思是首先改善医院内部流程，然后改善外科医生和麻醉医师相关的机会。

第四部分：成组技术矩阵

成组技术矩阵（图20）的目标是确定有多少手术能力正在被利用。它需要持续地收集数据，包括不同服务线、月份，以及不同服务线的平均手术小时量的数据（手术的数量），参见图21。平均手术时间应该指的是"患者进入到下一例患者进入"时间（如果可能）。手术的能力由手术室被占用或者不可用的时

		1楼手术室	2楼手术室	房间数量	手术室工作时间	平均小时数/手术室	总小时数	百分比	加权平均手术室数量/天
可用小时数	141.5								
每间手术室可用小时数	12.4555	13		13	7:30 am – 3 pm	7.5	97.5	69%	8.96
每间手术室可用分钟数	747.331	9		9	3 pm – 7 pm	4	36	25%	2.29
平均使用手术数量（有员工的）	11.3604	2		2	7 pm – 11 pm	4	8	6%	0.11
每月工作天数	21			20	Total Rooms		141.5	100%	11.36
基于（有员工的）手术室日程的能力		61.9%	Capacity based on	overall # rooms					35.18%

备注：手术室管理信息系统

下载文件：

外科部门

一楼和二楼

文件中的数据准确性问题（患者离开到患者进入）：______		
患者X在手术室		
日程错误		
预定>55		
问题总计		

患者进入到下一位患者进入的平均时间
患者进入到患者离开
患者离开到下一位患者进入

手术汇总——每月每服务线的每台手术时长（患者进入到下一位患者进入——总的手术室占用时间）

2005年7月–2006年6月

服务	10–6	11–6	12–6	1–7	2–7	3–7	4–7	5–7	6–7	7–7	8–7	9–7	总结	每月每服务线平均小时数	标准差	每日每服务线平均小时数	每台手术（患者进入到下一位患者进入）平均小时数	患者进入到下一位患者进入的平均分钟数	每日所需的手术室数量——基于时间（上述有效时间）	每日所需手术室数量——基于每天9.5小时并考虑本列时间以计算出时间调整后的能力得到总的房间数量	每台手术所需时间比率	校验数（手术交付时间/节拍时间）
麻醉	1.53	2.12	0.42	0.72	0.00	0.38	0.42	2.02	0.00	0.45	1.60	1.27	11	0.9	0.8	0.04	0.52	31.2	0.00	0.005	0.05%	0.0035
心胸外科	387.88	332.20	350.28	344.65	349.85	351.28	338.03	321.98	276.48	302.50	396.63	398.57	4150	345.9	36.6	16.47	3.23	194.1	1.32	1.734	20.41%	1.3223
耳鼻喉	64.53	106.07	99.38	102.97	102.38	82.80	76.38	119.15	130.23	73.22	101.12	128.90	1187	98.9	21.3	4.71	2.15	129.0	0.38	0.496	5.84%	0.3782
普通外科	483.80	494.37	372.13	461.30	476.07	464.45	500.50	491.20	420.55	460.73	486.95	431.32	5543	461.9	37.4	22.00	2.07	123.9	1.77	2.316	27.26%	1.7661
泌尿科	99.75	62.05	90.52	73.23	111.67	93.95	84.82	88.57	86.05	86.13	88.43	58.75	1024	85.3	14.8	4.06	1.61	96.7	0.33	0.428	5.03%	0.3262
妇科	60.62	48.35	39.47	57.95	39.73	64.53	51.60	43.27	54.12	75.27	60.77	20.18	616	51.3	14.4	2.44	1.74	104.4	0.20	0.257	3.03%	0.1962
神经外科	431.98	395.15	405.92	388.68	396.93	493.58	443.10	456.02	465.57	535.63	467.67	355.70	5236	436.3	50.8	20.78	3.39	203.3	1.67	2.187	25.74%	1.6681
骨科	99.95	65.78	58.80	84.70	70.38	100.92	71.35	80.10	73.12	97.20	101.93	87.90	992	82.7	15.0	3.94	1.10	66.0	0.32	0.414	4.88%	0.3161
眼科	0.00	25.48	38.60	16.88	0.00	12.70	0.00	14.87	2.50	3.70	3.73	0.00	118	9.9	12.3	0.47	5.38	323.1	0.04	0.049	0.58%	0.0377
口腔外科	181.47	116.20	112.93	111.08	130.78	131.82	122.10	141.50	165.73	119.63	222.32	151.85	1707	142.3	33.4	6.78	2.56	153.4	0.54	0.713	8.40%	0.5440
整形外科	17.72	11.63	6.18	17.03	39.52	60.68	8.57	36.20	16.10	29.78	40.48	48.88	333	27.7	17.5	1.32	2.50	150.1	0.11	0.139	1.64%	0.1060
移植	97.37	86.73	100.68	94.62	76.43	114.68	110.65	83.00	104.22	124.15	95.37	79.03	1167	97.2	14.6	4.63	4.84	290.5	0.37	0.487	5.74%	0.3718
总计	1927	1746	1675	1754	1794	1972	1808	1878	1795	1908	2067	1762	22085	840.4 1	1.7 87.4	4	2.44	146.6	7.04	9.2	257	7.0362

备注：下载的（文件 alldataver(2)——不同服务线每月手术数量——未过滤且不包括门诊外科手术中心的手术

外科手术数量汇总——根据服务线

2005年7月—2006年6月

服务	7–5	8–5	9–5	10–5	11–5	12–5	1–6	2–6	3–6	4–6	5–6	6–6	总结	每月平均手术台数	标准差	每周需求（24个工作日）	节拍时间（分钟）	基于13.5手术室的节拍时间（分钟）	基于26手术室的节拍时间（分钟）	基于13.5手术室的节拍时间（分钟）	基于13.5手术室的节拍时间（分钟）	
麻醉	3	5	1	1	0	1	2	3	0	1	3	1		1.8	1.5	0.08	8968.0	121,247	233,167.4			
心胸外科	115	104	107	101	96	117	113	103	92	93	122	120		106.9	10.4	5.09	146.8	1,985	3,816.5			
耳鼻喉	37		3	4 45	7 4 48		36	84	3 58		51	58	3	46.0	8.1	2.19	341.2	4,613	8,870.5			
普通外科	238	245	208	219	227	230	224	245	198	224	224	202		223.7	15.3	10.65	70.2	949	1,824.3			
泌尿科	58	45	55	48		4	5 51	1 6 4	6 52			2	4	5 5 52.9	6.3 5	2.52	296.6	4,010	7,711.0			
妇科	8	2 30	6	2 34	2			27	5 3 30	3 43	3	3 4	1	29.5	6.8	1.40	532.0	7,193	13,832.0			
神经外科	126	117	109	124	114	151	123	145	151	146	131	108		128.8	15.9	6.13	121.9	1,648	3,169.3			
骨科	97	64	61	81	69	88	69	81	64	81	80	67		75.2	11.1	3.58	208.8	2,823	5,428.5			
眼科	0	4	6	3	0	2	0	4	1	1	1	0		1.8	2.0	0.09	8560.3	115,736	222,568.8			
口腔外科	73	46	42	52	49	49	49	58	60	46	88	56		55.7	13.1	2.65	281.9	3,812	7,330.1			
整形外科	9	5	3	8	14	27	5	15	5	10	16	16		11.1	6.9	0.53	1416.0	19,144	36,815.9			
移植	22	1	20	19	8	1 2	21	18	2	2 24	1	5	1	7 20.1	3.6	0.96	781.4	10,565	20,317.5			
总计	806	729	681	735	719	818	728	817	733	754	821	699	9,040	753.3	49.5	35.873	20.8	282	541.6			

图20　成组技术矩阵案例

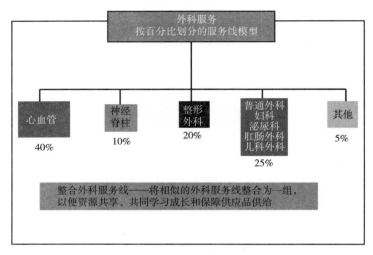

图 21　外科服务线模型

长决定，包括有患者或者没有患者的情况。很显然，手术室在手术过程中被占用，但在手术室换台的过程中也是不可用的，因为患者不能被推进手术室，要等到它被整理和清洁干净后才能进来。因此我们使用"开始下一例患者"这个度量标准。

　　之前讨论过，由于住院处病床不够，患者无法入住，所以术后监护病房成了瓶颈；根本原因是什么？根本原因是我们的手术安排不均衡。为什么我们没有均衡的工作量呢？

- 我们一直是这样做的。
- 外科医生都希望手术 7：30 开始，我们必须让他们高兴。
- 这是我们预约时间安排的方法。
- 没有分析数据优化流程，因此，不理解其影响。

　　那么，均衡工作量看上去是什么样的呢？在外科，例行安排的手术的时间是从早上 7：00 到下午 5：00。如果高峰的患者需求是每天 60 例患者，108 分钟的手术交付时间，需要多少手术室？

可用时间＝600 分钟或 10 小时／天

60 例患者，每例患者的手术交付时间（LOS）为 108 分钟，等于总计需要 6480 分钟。

6480÷600 分钟（每天每间手术室的可用时间）＝需要 10.8 台手术室（不考虑翻转室或其他问题，例如设备故障等）。

当所建立的手术的总数果真实现了工作量的均衡，并且对下游（病房）产生了影响的时候，所需的外科手术房间的数量应该按照服务线计算，下一步是理解外科手术房间的数量和类型（是否有专用设备或用途），以及不同服务线的手术小时。另外，服务线的需求要以每周天数计算（决定预约时间或安排手术日程）。典型的服务线包括：心脏外科、血管外科、胸外科、心胸外科或心血管和胸外科（CTV）、骨科、神经外科、普通外科、妇科、泌尿科、整形外科、足外科、耳鼻喉科、眼科等。一旦可以获得了数据，不同服务线的平均手术时间和趋势就可以计算出来了。

图 20 是一个成组技术矩阵的案例，在这个案例中，可以调整房间的数字和可用时间确定可用的场所。

小组矩阵的好处
- 提供了不同类型的手术时长
- 不同服务线所需的房间数量

- 整体及不同服务线的手术利用率
- 与房间相关的物料战略，例如：在哪里放置共享设备

在确定了每个服务线/每间房间/每天的外科手术数量后，我们建立了一个电子表格模板，模板可以对当前房间是如何使用的与根据地理位置将特定的房间分给特定的手术进行比较（图22）。例如，如果我们知道每天心脏手术要使用3间手术室，那么我们应该选择3间在一起的手术室，为心脏手术重新安排供应品和设备，放在房间里或附近的地方。一些医院靠"感觉"或直觉安排物品，但我们发现，很多时候，这里仍然有大量的机会去进一步建立专用和标准化手术室，开发物料和设备策略支持手术室。我们听到的最大的反对声音是："如果我们需要这个房间做其他手术怎么办呢？"您必须使用这个房间做其他类型手术的情况下，没有问题。这只是意味着手术所需的供应品和设备可能放置于不同的地方。

一旦建立了成组技术矩阵，关键的问题是要有人维护它，因为有不同类型的手术，所以随着时间的变化，特定的房间可能会发生变化。

第五部分：手术室布局/能力

我们如何确定能力，以及新布局看上去应该是什么样的呢？很多医院的数据是有限的，很多时候数据并不准确。另外，经验告诉我们，数据的准确性和可靠性，特别是手术换台时间，是有问题的，必须对可能影响到最终结果的地方做些假设。通常，医院的历史数据可用于评估需求，但一般是不准确的。很多情况下，未来的需求仅是一个基于当前需求的估计，有时候，

改善前（上表）和改善后（下表）分配给不同服务线的手术室

服务描述	手术室1	手术室2	手术室3	手术室4	手术室5	手术室6	手术室7	手术室8	手术室9（建造中）	手术室10	手术室11	手术室12	手术室13	手术室14	手术室15	手术室16	手术室17	手术室18	手术室19	手术室20	手术室21
普通外科	蓝色	蓝色	蓝色	蓝色	蓝色	蓝色	蓝色		蓝色	蓝色		蓝色	蓝色		蓝色		蓝色	蓝色			
妇科	蓝色	蓝色	蓝色	蓝色	蓝色	蓝色	蓝色		蓝色	蓝色		蓝色	蓝色				蓝色	蓝色	蓝色		蓝色
泌尿科	蓝色	蓝色	蓝色	蓝色	蓝色	蓝色	蓝色		蓝色	蓝色		蓝色	蓝色								
心脑血管科																	蓝色	蓝色			
牙科（面部最大）	蓝色	蓝色	蓝色							蓝色			蓝色				蓝色				
耳鼻喉科	蓝色	蓝色	蓝色	蓝色	蓝色		蓝色	蓝色		蓝色							蓝色	蓝色			
眼科					蓝色					蓝色											
肠胃科	蓝色	蓝色	蓝色	蓝色	蓝色		蓝色			蓝色							蓝色				
神经外科				蓝色		蓝色	蓝色			蓝色							蓝色		蓝色		
骨科	蓝色	蓝色	蓝色		蓝色		蓝色			蓝色		蓝色					蓝色				
整形外科	蓝色	蓝色	蓝色	蓝色	蓝色					蓝色											
足科	蓝色	蓝色	蓝色	蓝色			蓝色					蓝色							蓝色		蓝色
原发性血管	蓝色	蓝色	蓝色	蓝色	蓝色	蓝色	蓝色			蓝色		蓝色	蓝色		蓝色	蓝色	蓝色	蓝色		蓝色	蓝色
专用的																					
共享（服务颜色）																					
已经关闭																					

就未来的房间利用率达成一致

服务描述	手术室1（增加房间）	手术室2	手术室3	手术室4	手术室5	手术室6（层流房）	手术室7（层流室）脊柱——需要改造成骨科增加的手术室	手术室8（仅用于膀胱手术）	手术室9（建造中）	手术室0（PEDS）	手术室1（仅用于膀胱手术）	手术室2（机器人）	手术室3（机器人）	手术室4（用于眼科、操作、脊髓提取等）	手术室5（儿科心脏手术和心脏手术）	手术室6（心血管）	手术室7（只有其他房间可用于神经外科）	手术室8（仅用于神经外科）	手术室9（层流房）	（层流房）用于翻转室	手术室21（层流房）
普通外科	1																				
妇科																					
泌尿和膀胱科								1			1										
整形外科																					
足科																					
牙科（面部最大）																					
肠胃科																					
眼科																					
耳鼻喉科																					
心脑血管科															1	0.33					
原发性血管																0.5	0.04				
骨科/脊柱						1													1	1	1
神经外科																	0.11	1			
每间手术室的需求	100%	100%	79%	25%	23%	100%	64%	26%		low%	100%	100%	100%	22%	100%	100%	15%	100%	100%	100%	56%
专用的			21%	75%	77%	0%	36%	74%		ALUE!	0%	0%	0%	78%	0%	0%	85%	0%	0%	0%	44%

图 22　手术室分配模型

我们发现，市场增长的预期和有计划的业务发展活动是存在的。我们也必须考虑外科手术的时间和手术换台时间，以便确定是否需要提高潜在的手术能力（表10）

表10　成组技术——手术室能力的分析

可用小时数	141.5	1层手术室数量	2层手术室数量	手术室数量	手术室小时数	平均小时数/手术室	总小时数	百分比
每间手术室可用小时数	12.4555	13		13	7:30a-3P	7.5	97.5	69%
每间手术室可用分钟数	747.331	9		9	3P-7P	4	36	25%
安排的平均手术室数量（有员工的）	11.3604	2		2	7P-11P	4	8	6%
每月工作天数	21			19	总手术室数量		141.5	100%
基于已经安排日程的手术室数量的手术室能力（已经配置员工）	61.9%			基于总手术室数量的手术室能力				

伴随着外科手术从开放性手术到最小化切口、微创，或者说手术从手术室套间迁出的变化，另一个挑战是不知道将会出现何种先进的外科技术。当我们确定手术能力时，是否是在考虑了周期时间改善或缩短之后，计算未来的手术换台时间？翻转室利用的时间比例是多少呢？当规划未来的时候，手术时长会保持一样，还是会更快或更慢呢？当决定能力和布局的时候，

这些都是内在的挑战。

我们虽然面临着这些挑战，但不意味着我们无法尽我们所能，根据手头的信息估计所需房间的数量，即便信息不完整。我们的目标是尽可能提供一个合理的分析，为最大可能的计划提供一个缓冲。另外，精益工具可以用来确定流动，例如产品加工流、点到点图和意大利面图等。

精益解决方案：使用产品加工流（PPF）、操作员分析、节拍时间、客户需求和成组技术矩阵可帮助提供未来的能力及新布局的细节。记住，今天所做的决定，从成本的角度看会影响组织，以及员工未来的生活。

手术室计算

在分析手术室利用率的数据之时，人们应该看一周每天所做手术的类型，以及在整周内均衡手术量的机会。例如，如果在一周中的两天完成 20 个骨科手术（从患者进入到下一例患者进入，每次需要持续 170 分钟），每天平均骨科手术数量是 10例，每日总手术时间是：

170 分钟/手术×10 台手术＝1700 分钟或 28.3 小时

如果手术的营业时间是从早上 7：30 到下午 3：30＝每间房间可用时间为 8 小时或 480 分钟。总共需要的房间数量是 1700分钟÷480 分钟＝每天 3.5 间。

这意味着，必须为手术提供四个骨科团队，才能满足两天手术日的需求。其他 3 天员工怎么办呢？4 台手术室同时运转需要多少额外设备呢？如果所有患者在同一天需要相同级别的服务，对术后监护病房、特别护理病房和外科病房楼层的影响是什么呢？如果我们将 20 例骨科手术均衡到 4 天会怎样呢？

$$20 台手术 \div 4 天 = 每天 5 台手术$$

$$170 分钟/手术 \times 5 台手术 = 850 分钟或 14.2 小时$$

每间手术室的可用时间是 480 分钟；因此，每天需要的总的房间数量为 $850 \div 480$ 分钟 = 1.8 间。由于仅有 2 间手术室"需要"做手术的设备，所需的设备少了，需要两个外科手术团队，外科医生与同一个团队共事的可能性将增加。这也会使得下游的术后病房及住院楼层的需求均衡。尽管一个成组技术矩阵可以帮助确定房间的数量，有助于均衡手术工作量和评估利用率，管理层和区域管理层必须考虑患者的偏好，在一定条件下使用翻转室，可能会降低手术之间外科医生的空闲时间。这将在下边第六部分详细讨论。记住，外科手术主要的客户（患者之后）是外科医生，我们常听到"外科医生不希望更长的预约时间；他们希望每天做更多的手术"。

经验教训：当使用成组技术矩阵的时候，要当心平均值。除非日程安排可以均衡工作量，否则给服务线预定手术室，以及预测未来需求的时候，必须看到不同服务线的高峰时间。另外，必须有人负责和维护这个矩阵，因为医院是一个动态的环境，技术和外科医生的变化会对现在的需求和房间的分配产生巨大影响。在预测手术需求的时候，要认识到手术组合的变化和新的技术都会带来挑战。

第六部分：手术室手术换台

传统的手术室手术换台从患者离开手术室开始，即"患者离开或被推出去"。可能始于一位员工通知护士长站，其负责通知相关人员患者已经离开手术室，房间需要"手术换台"。这意味着，手术室必须被打扫干净，为下一例患者做好准备。

此时不同医院的做法各不相同。当患者在巡回护士和麻醉科医生陪同下离开手术室时，手术助理护士可能开始或已经开始清理手术用品。可能会叫来保洁员工或手术技术员；他们是集中在一起的还是分散的，决定了他们来帮忙时赶到现场的时间。

手术用品被"细分"后，"脏的"手术用品被放到"脏的"区域，它们在那里被清洗干净并"迅速地"灭菌。如果这些物品被拿上脏的电梯，将被送到无菌处理部门，在那里被洗干净并灭菌。房间用拖把或吸尘器打扫干净，并消毒。一辆装有下一台手术所用的手术器械和供应品的新的"手术用品车"被推进房间。理想情况是，外科医生首选清单（根据手术类型列出所有供应品和专用手术器械）上的所有物品（供应品和手术器械）都被准确地"拉来"，下一台手术用的正确的手术器械和供应品，在正确的时间被放在正确的房间。如果物品有缺失，护士或其他工作人员不得不去寻找，并走很远的路去取所需的供应品，可能在"中央的位置"、走廊，或者到楼下的集中供应站。如果外科医生和团队成员很幸运，缺失的物品在手术换台期间会被发现。但是，我们花费了大概 20 分钟或更长时间，跟着护士去寻找某些设备和供应品，手术已经被延误了。在此期间，麻醉医师和外科医生，更重要的是患者，都在等待着！这个浪费会增加成本，包括时间（员工的劳动时间）、患者多余的麻醉费用、下一台手术的延误风险，以及医生的不满。

的确，很多成本都是隐性的，因为这些成本没有被跟踪记录。手术被延误、取消，或重新安排，房间利用率不优化。

在外科手术中，手术换台是"中间流程"；如果目标是改善手术换台时间，也就是六西格玛术语中的大"Y"，将其作为大部分手术的测量指标，那么必须理解所有影响成功手术换台的"X"或者原因，才能实现希望的手术换台时间。

手术室的换台不是孤立发生的；因此很多上游流程、缺陷和延误将会影响这个目标。降低手术换台时间是非常重要的，因为它直接影响了外科服务领域的一个内部/外部客户。例如，您可以简化手术换台的流程，但如果患者没有在手术安排的时间做好准备，和/或麻醉医师和外科医生耽搁了患者完成所需的任务，例如同意书签字或者病史和健康体检（H&P）没有准备好，那么手术换台时间将仍然无法减少。

图23概述了影响手术换台的"X"或变量。

●手术用品布置的时候，供应品和设备错误或缺失（备齐手术用品或设备的可用性——物料流）

●麻醉科的可用性

●支持人员的可用性（运输或麻醉科技术员）

●外科程序中的"患者准备就绪"或医疗许可

●护士/外科技术员团队的可用性

●均衡的工作量

手术换台时间延长会增加外科医生的空闲时间，使其沮丧。

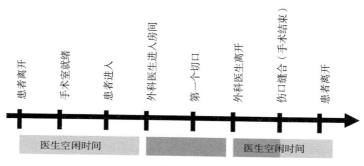

图 23　外科医生空闲时间分析

外科医生提供的是与时间有关的服务，因此他们为医院和自己带来的收入与可以工作的时间相关，时间受限于每天的分钟和小时数（表 11）。如果外科医生的时间是空闲的，那么一般来说，他们正在浪费钱，因为外科医生挣钱的唯一方式是患者是否在手术中。这适用于外科医生和麻醉医师。这就是外科医生对手术换台的看法：外科医生们只关心"外科医生离开到外科医生进入"，其中包含了他们的空闲时间。

表 11　外科医生效率模型数据透视分析表

不同服务线外科效率案例			
周	（多项）		
月	（所有）		
假日	（多项）		
程序	（所有）		
外科医生	（所有）		
原发性血管	353.0	117.88	68.4	44.45%
普通外科	94.0	128.28	63.3	46.11%

不同服务线外科效率案例			
胸外科	142.0	130.96	66.5	38.19%
总计	14,364.0	113.54	77.8	42.70%

我们如何改善手术换台？

类似制造业，我们的目标是达到"单分钟"的切换。也就是要在 9 分 59 秒或者更短的内部时间（房间停止运行或没有一例患者使用的时间）内完成切换。乍一看，有人可能会认为这是不可能的。门诊手术中心可以经常达到这个时间，但在医院中是非常难的。这需要通过组建一个多学科团队，去分析"手术室的手术换台"所需的所有工作内容。对每一位参与手术换台的人同时视频。和每一位在场的人回顾视频并识别改善机会。

我们将时间分成两部分：内部时间和外部时间。在赛车中，内部时间是只有当赛车进维修站才可以完成的操作，外部时间是赛车绕赛道跑的时候就可以完成的操作。

和赛车类似，在医疗行业里，目标是通过使用"后勤维修人员"的方法改善流程。将分解到它的组成要素，并确定这一步是内部的还是外部的。在这种情况下，内部作业是仅当手术室停止使用或切换的时候才能做的工作。外部作业是患者在手术室（与可能发生的其他进程并行）的时候就可以完成的工作。目标是尽可能将内部作业转化成外部作业。我们只有定义了手术换台的输入和输出界限，才能定义内部作业和外部作业。

通常认为，所有的工作都要等到患者离开房间或患者进入房间后才能开始，但事实并非如此。新乡重夫关于减少换型时间的流程被称为 SMED（单分钟换型）（表 12）。在医院，我们称为 SMER（单分钟换屋）或 SMEP（单分钟换患者）。手术换台开始之前，后勤人员（手术换台专用的员工）检查日程以便计划他们的行动。护士长提前 15~30 分钟通知他们。从护士到医生所有人共同进入手术室完成手术换台。由一位精益专家、外科技术员、巡回护士、手术助理（角色是负责在手术前、手术中和手术后搬运患者，并打扫房间）以及服务线协调者组成一个团队。不同服务线的手术换台是不同的，这个组织选择一次解决一个服务线的手术换台。该团队从普通外科开始。

表 12　模具说明

> 在制造业，模具是一个冲压工序需要更换的工具。想象您童年时玩橡皮泥的情形，可以作为更换模具的类比。您用一个方形（模具）挤压橡皮泥，把模具更换成环形（模具），然后使用这个环形的模具挤压橡皮泥。

步骤 1：在手术换台的时候，同时为每一位员工拍摄视频。我们发现：

- 没有标准作业。

- 患者还在房间的时候，没有清理手术用品的特定的标准作业。

- 没有明确的角色（谁负责何种任务）；有些任务没有做，有些任务重复做。

- 外科医生手术迟到多达 30 分钟。

- 大量的患者很难运走，要花费很长的时间。

- 为一些患者的插管时间比其他人长。
- 准备错了手术用品（供应品和设备错误或缺失）。
- 很少在手术换台时，同时让患者进入手术室。
- 辅助手术相关的沟通问题。
- 手术助手未能在需要的时候及时出现。
- 必要房间的相关设备在房间里不见了。
- 与患者沟通有关的术前延误。
- 对"手术室准备"和何时接入患者没有清晰的定义。

步骤2：完成针对每一位成员的操作者分析，以便确定哪些是增值活动，哪些是不增值活动，每一项任务所需的技能，以及什么导致手术换台时间长。此外，应识别出限制速度的串行步骤或任务。这些串行的任务决定了最小的手术换台时间。可以确定的是，巡回是限制护士速度的步骤，他/她负责：

- 做手术记录
- 陪伴患者到术后监护病房
- 按照下一例患者的日程，去术前病房获取信息
- 陪伴患者到手术室
- 协助统计手术器械

经验教训：识别需要完成的关键任务和执行任务的人，及需要在何时完成，以便最小化"内部时间"。

巡回护士在手术换台期间完成的大部分任务是串行的，其间没有患者进入手术室。指派给巡回护士的任务位于减少手术室换台时间的关键路径上。每个关键的任务都已确定。分析每

个任务，以确定它必须是内部作业，还是作为外部作业，每个任务应该由谁来负责，这些任务是否必须按顺序完成。例如，手术助手花时间找担架或床，让大家在手术室等待（包括患者）。

步骤 3：建立外科助手检查清单，定义所需执行的外部作业（在手术进行中可做）。在清单上列出了每间手术室外所需准备的物品，例如带静脉输液架的床、干净的推车。这可以在团队还在手术室期间准备好，无需等待床或静脉输液架。所有任务重新安排给所有团队成员。

步骤 4：为每一位员工建立标准作业，以明确角色和所负责的任务。这减少了任务无人做或重复做的情况。另外，因为需要巡回护士的活动很多，服务线协调者被指派作为部分劳动力承担关键部分中的步骤，作为"辅助护士"提供支援，以便在巡回护士去 PACU 和术前的期间，并行完成任务。辅助人员承担巡回护士所做的一些串行任务，使其转换为并行的任务。

案例

当巡回护士陪伴患者去 PACU 的时候，辅助人员可以帮助外科技术员拆开下一台手术的用品（过去是巡回护士的责任）；这个任务无法被转化成外部作业（因为当患者仍然在手术室的时候，一个人无法拆开和布置下一台手术用的物品）。有时候，麻醉医师送患者到 PACU。而且，有时候由麻醉医师和外科医生将患者从术前接到手术室。这样使巡回护士有时间完成手术室的换台工作。然后麻醉医师给 PACU 护士一个报告。

下边是一个关键流程步骤的案例，发生在手术室的换台过程中（这些步骤不需要串行完成，很多可以且应该并行）：

- 整理好患者衣服
- 整理手术台，将手术器械和供应品放回手术车
- 患者离开手术室
- 清洁房间和拖地
- 清理床单和垃圾
- 下一台手术用品的推车被推进手术室（供应品和设备)
- 在床上铺床单
- 访谈下一例患者
- 完成手术文件
- 接入患者——手术室"已经为患者准备就绪"
- 患者进入房间
- 患者躺在手术台上
- 开始打开手术供应品
- 手术供应品被放置在无菌区域并被清点
- 清点数量
- 患者麻醉给药
- 用布盖住患者
- 中间确认和检查
- 切口，开始手术
- 清理的供应品和床、静脉输液架等准备就绪

步骤 5：建立标准的定义、期望和清晰的角色：一个重要的发现是，整台手术没有"手术室准备到位"的公认标准，或者

一致同意接入下一例患者来手术室的时间标准。不同的巡回护士之间，在时间点上以及在把下一例患者接到手术室之前，预期要完成的事情上，有很大的不同。这导致手术换台时间的波动很大。

这家医院认为，考虑到手术室内部的文化和他们所处的精益之旅的阶段，最好是首先进行医院能够控制的活动，例如关键的任务、内部任务与外部任务的区分和各自的时间、员工的标准作业、供应品的可用性、备齐手术用品的准确性，对首先会影响患者离开到患者进入的地方进行改善。他们决定，他们将解决与医生和麻醉医师后续活动相关的问题。

手术换台项目的精益结果影响

我们的目标和典型的结果是，在相同的时间内，最大化外科医生完成的手术的数量。我们发现，通过减少手术换台时间，我们通常可以使每位外科医生每天多做 1~2 台手术；但是，手术换台时间受到医院里很多其他流程的影响，例如：无菌处理部门（SPD）、手术用品备齐、物料、供应品、运输、保洁等。很重要的是要使运输、登记和保洁分散，有员工向外科和登记及账单主管报告，案例中是登记人员。

手术换台案例

如果现在平均手术换台时间是 50 分钟，我们的平均手术时间是 120 分钟（假设手术换台时间和手术时间是被跟踪记录的；平均手术时间应该是从手术开始到手术结束），手术换台时间是患者离开到下一例患者进入，也可以定义为从手术结束到手术开始开刀。后者的定义促使更多与外科医生、团队活动相关的步骤被密切关注以便改善。如果我们可以节约 40 分钟的手术换台时间（患者离开到患者进入），那么我们有能力多接一台额外的手术：

$$\frac{170\ \text{分钟} \times 60\ \text{台手术}}{130\ \text{分钟}(\text{患者进入到下一例患者进入})} = 78.46\ \text{台手术}$$

如果我们每天做 60 台手术，并且有额外的需求，那么相同的时间内，这将转化成每天能够多接 18.5 台手术。这相当于百万美元的潜在收入，外科医生将会非常高兴。很多外科医生希望在每天相同的时间内做更多的手术，消除所有的等待。

在实施手术换台的改善前，人们需要确保术前可以以新的速度持续补充患者，术后监护病房可以用他们现有的床位让更多的患者恢复，否则，手术换台的改善将会白费。

经验教训： 如果我们能每天带来更多的收入，为什么不能增加人手支持专门的手术换台团队呢？答案一定是"可以"，但是我们必须解决财务希望削减直接人员全职人力工时（FTE）的问题，以及集中搬运的问题等。为了实现增长，我们需要员工，并且要把外科手术看作利润中心，而不是成本中心。

我们的经验是，外科医生内心的希望是，中型手术和大型手术的手术换台时间是 30 分钟甚至更短，小型手术的手术换台时间是 15 分钟。但是，对于一位外科医生来说，这个定义是基于他们的时间，也就是"外科医生离开到外科医生进入手术室"。这与患者离开到患者进入手术室是完全不同的。

在分析手术换台数据的时候，我们发现，数据是前后矛盾的，组织倾向于从总体上对手术换台进行分类，例如，大型手术 30 分钟，小型手术 10 分钟，或者根据产品线分组。这样做的挑战是，当看总体数据的时候，执行任务的时间变化非常大，因为安装的设备和供应品的数量变化很大。如同手术不一定一个接着一个。一位外科医生可能离开手术室，他或她可能完成了一个大手术（大量的清扫工作）；接下来可能是由另一位医生做的一个简单的手术，需要的准备工作很简单。这给外科医生的期望和一个接一个的手术安排带来了挑战。

其他手术换台/布置的策略

麻醉室

我们第一次见到麻醉室是在哈佛商业评论系列视频《与时间竞争》中，作者是汤姆·豪特（Tom Hout）和乔治·斯托克（George Stalk），他们介绍了瑞典的卡罗林斯卡医院。卡罗林斯卡医院通过采用配备了麻醉医师的麻醉室，降低了手术换台时间。患者在手术前接受麻醉，然后手术室被打扫干净并布置好后，患者被推进去。您会发现，在很多老的医院里，已经不再使用麻醉室了。但在网上搜索后我们发现，麻醉室在欧洲的医院里很普遍，在美国却很罕见。似乎只有美国的一些儿科在用。

麻醉室的优点

麻醉不能通过护理、保洁来补偿，麻醉室使麻醉优化了内部时间的利用。麻醉医师给患者实施麻醉，使其做好准备，在这一点上，可以大大降低手术换台时间。这对那些因患者做准备时间长，导致手术换台时间长达 45 分钟的心脏手术和骨科手术特别有用。在此期间，外科医生一直在等待（空闲）。我们的经验是，40%~60%甚至更多的外科医生的时间都花在了等待上。在还没有提高外科医生效率的时候，我们不能增加外科医生。

麻醉室的缺点

为了支持麻醉室，布局可能必须改变，需要额外的麻醉医师，可能有现成的麻醉医师，也可能没有。所以这个变化可能带来改造的成本和麻醉医师的成本。必须做成本收益分析，去评估这么做是否有意义。必须确定每天需要增加多少台手术，才可以抵消多雇一位麻醉医师的成本。也需要平衡考虑，不为额外的手术花钱改造的话，会对外科医生的士气和业务的增长机会产生多大的影响。

翻转室

翻转室为那些有 2 名医护员工和 2 名麻醉医师，且手术一个接一个的外科医生提供了两间屋子。可能会延误开始、准备和等待，以便外科医生可以真的离开上一台结束的手术（同时，住院医师、搭档或医生助手完成第一台手术），开始下一台手术。如果另一位麻醉医师和第二个外科手术团队（同样包括住院医师、搭档或医生助手）组成了第二个团队，他们已经让患者做准备且患者已经做好准备，医生可以在此基础上继续第二台手术。这是很多外科医生所希望的，因为他们的空闲时间从根本上被消除了。这对那些拥有一个以他/她为中心的完整团队的外科医生来说是有意义的，可以完成一台手术，接着开始下一台手术。从医院的角度看，这可以减少手术室未使用的时间。如果为每一位外科医生提供翻转室，对一个组织来说是昂贵的，因为房间数量、麻醉医师数量和人力资源将会增加。

翻转室的优点

- 外科医生的换台时间几乎减少为零
- 提高外科医生的满意度
- 外科医生可以在 1 天内完成更多的手术，或者他们每天可以提早结束工作，因为他们的一天被压缩了

翻转室的缺点

- 如果第一台手术延误或比较复杂，员工会空闲
- 麻醉医师有空闲时间（费用高昂，或需要稳健的麻醉日程安排）
- 可能使组织需要额外的空间和房间

用于"跟随"手术的新手术室被称为"移动"手术

这种方法包括错开的手术室和计划时间。当一位外科医生有一台"跟随手术"（后续手术），且第一台手术已经完成后，下一台手术布置在新的手术室且准备就绪，"移动"手术进入到新的手术室，予以执行。麻醉医师、外科医生和员工将都移动到新的手术室。从外科医生的角度看，手术换台时间减少了。

移动手术室的优点

移动手术室最小化了手术换台时间；但是，根据我们的经验，有时候这只是感觉，取决于可用手术室的位置，及麻醉医师和员工是否有时间。同样的员工可能仍然布置新手术室、接入患者等，这些工作可能需要不到 10 分钟的时间。用完的手术

室可以用"外部时间"完成手术换台,为下一台手术做准备。对于有两台或更多"跟随手术"来说,是非常有用的。

移动手术室的缺点

●占用了一间额外的手术室(如果没有手术需求,仅是张床)

●手术完毕后会更换房间,这会影响手术用品推车、供应品等(供应品可能并非总在正确的位置和正确的时间用完,降低了时间的节省)

●手术可能被取消,当沟通失败的时候,已经打开的物品或手术器械的再次灭菌产生了成本

经验教训:

●只有管理层驱动,手术室换台的改善才能维持

●很多手术室布置的工作可以在患者在手术室的情况下进行

●如果我们将手术换台时间降到 10 分钟以内,我们是否仍然需要翻转室或移动房间呢?

家属等待

传统上,外科医生必须到外科手术候诊区与患者家属商量。我们经常看到外科医生走了很远的路到候诊室去寻找家属(有时候要上楼、下楼),次数多到我们已经数不清了;家属可能不知道手术已经快结束了,他们要待在候诊室里。经常是,他们仅离开候诊室一次,墨菲定律就起作用了。我们该如何改善呢?一些组织在靠近手术的地方建了一个区域,外科医生可以在那

里与家属会面，和候诊室分开，与一个"咨询室"类似。这个房间的工作人员与候诊室进行沟通，将家属带到"咨询室"的外科医生那里。我们尚未发现有患者家属对此不满（例如不得不走到咨询室）。这个方法使外科医生非常开心，节省了他们的时间，使他们不再沮丧。

第七部分：手术服务物料准备

首选卡

首选卡或清单是一个记录的账单，一般依据外科医生，以及完成一台手术（图 24）所需的手术器械和供应品的类型不同，清单内容会不同。对于一个安排好的流程，这有助于确保为外科医生（"他/她的偏好"）准备好正确的手术器械和供应品。这对很多组织来讲都是一个挑战，因为首选卡在每家医院最终都成了一个改善项目。他们可能有 10,000~20,000 甚至更多的首选卡，因为他们为每位医生所做的每台手术，都做了一个首选卡。很多时候，对每个外科手术来说，首选卡是手术所用的计费供应品的基础。首选卡很难保持更新或完整（除非外科医生指定一位员工负责。误差的根本原因通常集中在无人负责更新流程，也不追究责任。如果没有很好地统计何种供应品已经被"拉"走用于手术，在计费供应品上存在大量机会成本。首选卡的数量和更新的难度凸显了很多手术面临的问题，外科医生对于供应品和手术器械缺乏标准化。我们已经发现，最高效的外科医生标准化了物料和供应品。过去，很多医疗组织试图请外科医生标准化供应品和设备，存在难度。缺乏标准化的物资带来高昂的代价，因为这会增加库存的订货、跟踪和监控，

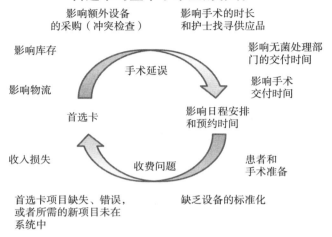

首选卡对整个手术室的影响

影响额外设备的采购（冲突检查）

影响手术的时长和护士找寻供应品

影响库存

手术延误

影响无菌处理部门的交付时间

影响物流

影响手术交付时间

首选卡

影响日程安排和预约时间

收入损失

收费问题

患者和手术准备

首选卡项目缺失、错误，或者所需的新项目未在系统中

缺乏设备的标准化

图24　手术偏好卡分析

却不能为医院带来价格折扣。更重要的是，与设备相关的，可能会有安全问题，工作人员需要熟练操作各种类型的设备。手术标准化对于组织来说是个挑战，因为外科医生来自不同的教育机构，已经熟悉了特定类型的手术器械，他们不希望被强迫使用其他不习惯的手术器械。另外，他们可能和公司达成一致，例如，给他们的场外小组会议提供晚餐。如果我们减少首选卡，只提供 "A" 类、高库存、高价值的物品会怎样呢？这意味着将 "B" 类和 "C" 类物品费用化（低价值的物品），并将其计入到间接费用。这将减少准备物品的数量，假设 B 和 C 类物品放在手术室里或附近。这将减少 "备齐手术用品流程" 中的缺陷或错误。如果我们可以标准化并建立更多的定制包装会怎么样呢？定制包装是成套的（预先装好的一组物资）和不精益的，在很多手术室核心区和大厅都难以实现，没有足够的地方，按

照不同的手术类型和不同的外科医生的偏好，备齐所需供应品的数量。定制包装的缺点是如何处理不用的物品，如何对定制包进行持续的维持？定制包的成本比单独贮存物料的成本高。优点是，当设置无菌区的时候，包装很容易拆开，不用花时间寻找，也消除了当前"绿色"环境中的浪费。

备齐手术用品

备齐手术用品是收集供应品、手术器械和特殊设备的流程，为"手术团队"做好准备以便布置手术，会根据首选卡上记录的内容准备。传统上，需要知识丰富的工人才能备齐手术用品，他们知道所有东西放在什么位置。当他们备齐手术用品的时候，他们将他们的推车放在一个集中的区域，行动路线像在"超市打扫"一样，来来回回多次往返，每次会携带尽可能多的东西（图26）。

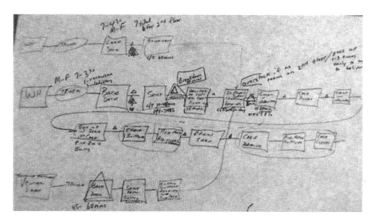

图25　备齐手术药物用品器械的价值流图（VSM），从收货平台到手术，
包括初始备货后的返工

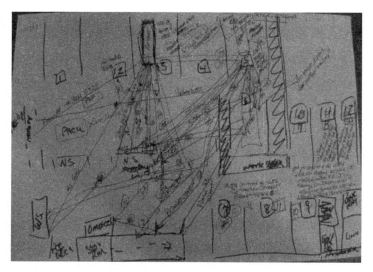

图 26　备齐手术药物用品器械的意大利面图

在 X 医院，我们和一位负责备齐手术用品的人员一起建立了一个新流程。她喜欢这个比原流程快 50% 且更好的新流程。但是，我们无法让其他人遵守这个新流程，我们的这位操作员被她的同事批评了。为了促进新流程的采用，并减少对变革的抵制，我们选择让护士长负责供应品核心区的重新布局，忽略我们用一个周末改变的传统观念。

注意：区域如何布局对我们来说并不重要，因为我们可以将首选卡设置成"根据位置选择"。

护士长奉命开了一次员工会议，确定他们的最佳布局。一番激烈的讨论后，员工达成了共识。在接下来一周的白班和夜班，整个物料核心区被移动了。虽然有一些嘈杂和混乱，通过我们在旁边指导供应品的顺序和位置，并协助实施，护士们（持续不断地轮流）一箱一箱地完成了新格局的布置。每一个人都参与了这次改善（参见图27）。

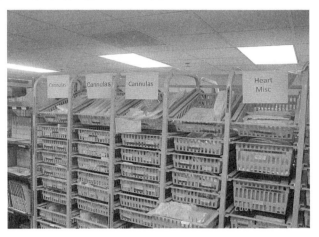

图27　外科手术物料箱的新格局布置

当改善完成之后，护士长坚持使用新的手术用品备齐流程。原来那位团队成员现在变成了其他人的培训教练，不再因为参与受到责骂，并且由于参与改善，获得了尊敬。

注意：很多时候，当在外科的物料核心区重新组织供应品的时候，可能会实现库存的节省，因为那些曾经可能被放在手术室各处的供应品现在被整理到一起了，节省了冗余的库存；但是不管怎样，我们已经在员工满意度上看到了巨大的软性收益，因为员工被授权改善他们的环境，这些改善最终使供应品更易拿取，让他们的日常生活变得更加容易。

精益结果：备齐手术用品

●备齐手术用品的时间降低了44%（32分钟到18分钟），总走动距离减少了65%（928英尺到323英尺）

第八部分：麻醉后护理病房（PACU）

在我们做价值流图（VSM）的时候发现，麻醉后护理病房流程的周期时间是由患者的恢复时间决定的，直接受护理患者的麻醉医师影响（图28）。通过视频分析发现，护士的工作是支离破碎的，包括当患者抵达时要执行的步骤，以及我们称之为"循环的"步骤或者每15分钟对患者做一次再评估，这是根据术前注册护士协会（AORN）的标准和AORN指导方针中患者恢复标准概述中规定的护患比所要求的最低限度。

我们发现

在PACU的第一个小时是非常重要的，需要1∶1的护理。在这种情况下，护士与患者是紧密联系在一起的（表13）。有些患者比其他患者更危险，所以我们对所有患者采用1∶1或1∶2的护患比标准，以防万一。如果我们有更好的监控技术，也许护士可以安全地看护更多的患者。当回顾操作员的全面作业分析（FWA）时，我们发现如下问题：

表13　麻醉后护理病房（PACU）护士工作分解

标准尺度	
0~7	患者到达前的准备任务 15~20分钟
	——拿报告、连接显示器和静脉检查，连续加压装置，评估患者，回顾病历、文件和毯子等

标准尺度	
4~7	监控患者的任务
	——每15分钟循环一次，3~5分钟检查患者的生命体征和更新患者的病历档案，并且呼叫联络员
	——其他任务：药物、冰块、检查床位状态等
8~10	患者出院的任务
	——5~15分钟（平均5.6分钟）
	——平均每位护士护理两位患者

- 非常多的拿取供应品的动作
- 非常多的围着床走的动作
- 计算机占据了太多的空间
- 重复的文档
- 文档有太多页
- 垃圾桶和床单的容器距离使用点位置远
- 走到前台去取患者的打印资料
- 照顾不同患者需要洗手
- 盖两次保暖的毯子

●将报告给楼层护士后等了17分钟，没有运输员工响应PACU的搬运需求，PACU的技术员不得不将患者送到病房。

●布局不好。护士站在区域的最南端，护士长不能看到所有患者。这个区域不便于使用或者不符合人体工程。由于布局不合理，您必须从这一边走到另一边，否则不能将患者的静脉输液器和医疗器械挂到床头墙上。

- 当有患者滞留在分隔间的时候，无法靠近贮存柜，贮存的大部分东西都不需要。
- 护理的推车不标准。每位护士都有他们自己的推车。
- 护士在做技术员该做的工作（因为他们在运输）。
- 当运输员工没有按时到达现场的时候，不得不给患者更多的止痛药。这改变了他们的状态，原本已经准备好可以离开PACU了，现在在离开前需要额外的监控。所以当运输员工最后到达现场的时候，患者不再是准备好离开的状态了。
- 我们通常听到需要更多的PACU床位，但这几乎从来都不是问题的根本原因。

麻醉后护理病房（PACU）的改善机会

PACU最大的机会是，在保证安全的情况下，降低麻醉后护理交付时间（LOS）。什么影响了PACU的麻醉后护理交付时间呢？答案应该是恢复时间，但情况并非如此。很多时候，像没人运送患者这样简单的事情，就会占用好几个小时房间。当所有房间都被占用了的时候，我们只能关闭手术室，让外科医生和员工等待，直到瓶颈被移除。这会影响医生满意度。影响恢复时间的是给患者打了多少麻醉。有时候，因为外科手术问题或医生动作比较慢，患者被二次"麻醉"。这使得在PACU中的恢复时间增加。有快速恢复麻醉可用，但是除非我们能将患者搬出PACU，否则用了也是没有意义的。病房没有床位也使得患者滞留在PACU。我们发现，57%的延误时间是因为病房没有床位导致的。

其他的机会包括5S、使用点物料、标准作业、工作台设计，

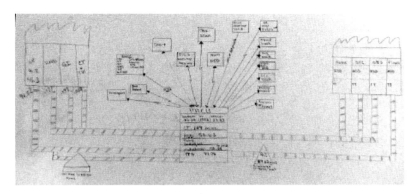

图 28　手绘麻醉后护理病房（PACU）流程的 VSM（价值流图）

以及整体布局。5S 测试：任何一位护士应该可以使用任何一辆推车，或在 3 秒内发现和拿到患者床边的任何物品。考虑到患者的危急情况，术后监护病房所需的护患比是 1∶1 到 1∶2，并且护士是与患者"紧密联系在一起的"，类似于制造业的方式，操作员与设备是"紧密联系在一起"（护士不喜欢这个对照，但类比是真实的）。如果我们有更好的监控技术，护士将不需要"照看"每例患者。

很多医院已经针对特定的患者，设置了某些类型的 PACU 快速通道流程。快速通道包括一个"疗后护理"或者"阶段 II 护理"恢复区域，该区域有躺椅和护士，直到患者家属抵达。这个区域腾出一些 PACU 床位。这类系统唯一的问题是，它可能"掩盖"真实的问题——我们似乎没有让患者离开 PACU。组织内有一个集中的搬运服务部门，在搬运的优先级清单上，术后监护病房被列在了第七。因此，术后监护病房的护士和技术员不得不亲自将患者送到病房。另外，这影响了后续患者"进入 PACU 的时间"，有时，还会延误手术，迫使患者在手术室等待术后监护病床。价值流图（VSM）发现项显示，一旦患者满足离开术后监护病房的标准，99%的患者因"等待"集中搬运而被耽搁。这代表了从运输员工接到电话到指派了运输员工所花费的时间，但是从运输员工出现到把患者搬运到病房，还需要30分钟。因为这个区域的优先级比较低，有时候一小时甚至更长时间之后才指派运输员工。当术后监护病房等不及运输员工出现的时候，这个需求将被取消，术后监护病房的员工会将患者运到病房。有趣的是，搬运部门不追踪被取消的数量，当需求被取消的时候，他们从数据库中完全删除了该搬运需求等待响应的已用时间。因此，汇报给管理层的数据被歪曲或被低估。因为产生了瓶颈，管理层认为需要更大的能力。能力是由患者在术后监护病房的总平均时间决定的，大约3小时（我们被告知，所有的医院都被予以报销或者经济补偿了）。下一步是计算可用床位小时。有21个术后监护床位（1个是隔离的）；然而，根据人员安排，仅有16个床位可用。病房每班次运行12小时，从早上9：00到晚上9：00，因此是12小时（的可用时间）×16（配齐人员的床位）= 192床位小时。然后除以3小时ALOS（这个数据包括了所有的延误），等于12小时内可以照看64例患者。他们现在平均每天护理51例患者。如果利用所有的床位（配齐人员），总的能力将是12小时×20床位=240床位小时，除以3小时（ALOS），能力是每12小时班次可以护理80例患者。一旦达到了64例患者，或者如果麻醉后护理交付时间超过3小时，那么术后监护病房将会堵塞，成为手术室的瓶颈，手术将慢慢停止。为了预防这样的事情发生，或者引进更多的工作人员，让其余术后监护床位可用，或者术后监护病房需要更多可用的床位。

结果：答案是不需要增加术后监护病房的床位；他们只需要给他们现有的床位配备人员，并以更加及时的方式将患者送到病房楼层。

麻醉后护理病房（PACU）最初第一个月的精益结果：

- 手术台暂停时间从每个月 4.5 小时降到 4.07 小时
- 运输的平均延误时间从 21 分钟降到 0
- 生产力，即为每位患者的工作时数，从 4.66 小时缩短到 4.41 小时

第九部分：手术室的精益领导力和员工准备

员工准备是一个成功的手术体系最后一个组成部分。员工必须按时抵达，并根据需求安排。我们可以知道何时手术日程的负荷不均衡，"简单的方法"是每天安排所有员工上班，然后进行"患者人数调查管理"，让员工早回家。这对经理来说很"容易"，但会让员工沮丧。传统的手术室由麻醉医师、外科医生（们）、医生助手（PA）、外科医生护士、巡回护士和手术助理护士共同运营。很多外科医生希望拥有专门的团队。专门的团队了解外科医生及手术操作。更多信息，可参考《并发症》一书。很多手术室主任不允许外科医生用相同的团队。用相同的团队有优点也有缺点。优点是，如果是同一个团队，外科医生做手术会更快，手术可能更安全和高效。缺点是需要交叉培训。外科手术主任必须确保员工是具有柔性多技能的，以便合

理地安排他们的时间表，支持周末的手术。为了持续追求不间断的改善，员工也需要持续接受精益培训。我们已经看到，如果合理安排时间，上述愿望可以成真。

当您在过去手术室那种批量的环境下管理的时候，您可能花很多时间在救火。在精益的环境下，主任的角色转变为教练或导师。很多救火的事情没了，领导的工作现在是如下内容：成为一位领导者、解释和教导。领导必须理解精益的原则，愿意运用精益，并作为精益的领导者践行精益。现场巡视在手术室环境中是非常关键的，去看实际发生了什么，才能理解哪些浪费可以消除，并识别机会去改善。领导必须有标准作业，为可接受的行为制定标准，消除不受欢迎的行为（表14）。领导必须继续拍摄视频，进行持续的流程改善活动（kaizen），并建立让所有员工提出持续改善提案的渠道。领导必须让员工接受交叉培训，以便他们可以更具柔性多技能。有一个精益活动的案例，在一家医院的手术室，他们希望确保在外科医生打算开始做手术的时候，患者永远是准备好的，减少患者在手术准备流程中的等待和走动时间，减少库存持有成本。

表14　领导者标准作业——术前—麻醉后护理病房（PACU）—
入院前外科检查经理

工作步骤	经理工作描述	小时	检查项
	（他们做什么）		
	每日		
	工时报告		
	人力资源问题		
	现场巡视×3个部门		
	处理日常事务		

工作步骤	经理工作描述	小时	检查项
	支持上午的术前启动工作		
	双周		
	两周订购一次供应品		
	每周		
	精益团队会议（全天）		
	精益每周检查		
	每个部门的 6S 检查		
	和手术室主任的周会		
	每周精益改善活动		
	与临床负责人的会议		
	参加每个部门的每周碰头会		
	更新每个部门绩效白板的 5 大块绩效指标和行动计划		
	回顾每个部门的指标		
	确保已经更新碰头会绩效白板的绩效指标和行动计划		
	回顾和更新控制计划		
	回顾领导者标准作业的落实情况		
	确保已经更新每个部门的行动计划		
	追踪标准医嘱的推广和落地情况		
	双月		
	每两个月确认一次 Premier 医疗系统数据 涉及 3 个部门		
	管理人员会议		
	每月		
	每月差异报告		

工作步骤	经理工作描述	小时	检查项
	每月从业执照确认		
	每月麻醉团队会议		
	每月各团队的联合会议		
	每月护士长会议		
	每月精益项目过关报告会		
	员工会议		
	每月外科手术服务委员会会议		
	每季度		
	季度显性绩效测量指标		
	领导者标准作业（LSW）的每项任务落实的总计秒数		
	领导者标准作业（LSW）的每项任务落实的总计分钟		

文化

如果我们完全没有提及文化在整个外科手术过程实施任何精益活动中所扮演的重要角色，那是我们的失职。为了取得成功，需要资深高管带头，清除障碍，提供支持，因为会出现变革的阻力。极其重要的是，高管要在流程改善活动中起到明显的示范作用，并且对于所面临的挑战和取得的进展要有一个清楚的认识。确保区域的管理层和员工持续到底，保持与医生和一线员工沟通的公开渠道至关重要，因为手术服务内部的挑战在组织的整体可行性上具有非常重要的作用。

总结

外科手术的价值流图提供了一些独特的改善机会。尽管我们没有涵盖每一个消除浪费和简化流程的机会，但是我们提供了一些其他人在他们的探索中发现的，为外科医生、员工和患者改善手术经历的样本，帮助您深入理解这种可能性。

第十部分：总体的结果

• 平均的患者等待时间从 126 分钟降到 75 分钟——40% 的提升

• 患者的平均走动距离从 1646 英尺减少到 326 英尺——80% 的降低

• 更好的库存管理，节省了 182,000 美元，消除了补货程序，过去每年要花费 600 小时的护理时间

其他的医院结果——外科手术

• 200 万美元的成本节省

• 每台手术减少了 7.8% 的人工费用

• 入院前检查的直通率从 5% 提高到 80%

• 患者进入手术室到开刀的时间缩短了 48%

• 患者离开到下一例患者开刀的时间缩短了 27%

• 提高了护士的满意度；改善了从无菌处理部门（SPD）到手术室的物料流动

• 核心区存货：在多个位置，通过标准化每个区域并使用成组技术矩阵，节省超过 100,000 美元的存货

• 心脏（CVT）服务：每周手术完成数量增加 10% 以上

- 改善订购流程（简化），用于外科手术中采集的培养物送检

- 为心脏服务拍摄视频。识别了机会

- 识别减少库存的机会，超过 80% 的库存变成了供应商管理库存（VMI）

- 减少急诊部（ED）转院时间，从 26 小时减少到 6 小时（现在是 0 小时）

- 减少手术停滞，从每月 6 小时到 0 小时

- 减少 PACU 停滞，从每月 624 小时减少到 157 小时

术前检查的结果

- 总的就诊量从 63.51 提高到 87.7
- 患者病历档案的完成比例从 41% 提高到 90%
- 患者去术前检查的百分比从 46% 提高到 80%
- 效率改善：从每例患者 1.8 小时缩短到 1.35 小时
- 术前检查的全职人力工时人数（FTE）从 15.8 提高到 15.96
- 提前几天的电话访谈从 0 提高到 5.5

术前

- 按照医嘱的患者病历档案完成比例为 80.3%
- 患者提前抵达手术室时间从 151 分钟减少到 120 分钟
- 术前每例患者的总工时（TLT）时间从 83 分钟减少到 45 分钟
- 手术按时开始的比例（没有缓冲）从 44.3% 提高到 75%
- 效率改善：从 1.58 小时/患者缩短到 1.49 小时/患者

- 让患者提前抵达术前的时间从提前 79.8 分钟减少到提前 60 分钟
- 手术台停滞小时数从每月 4.5 小时减少到 4.07 小时

其他各种结果

- 运输平均延误时间从 21 分钟降低到 0
- 效率改善：从 4.66 小时/患者缩短到 4.41 小时/患者
- 实施了一个减少手术器械丢失数量的流程
- 标准化了手术室供应品设计和布置
- 标准化了手术室供应品的最低存货水平
- 完成了新的手术器械和供应品位置蓝图和流程
- 在手术室供应品和设备房间应用可视化管理计划
- 完成并实施了精益的手术用品备齐流程
- 在库房做了 5S，采用了新的物料摆放方式，箱子上贴了标签，使用了最大、最小量的控制